100 Questions about
Thyroid Associated Ophthalmopathy

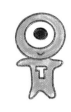

名誉主编 / 范先群　主编 / 周慧芳
插画 / Marc

甲状腺相关眼病一百问

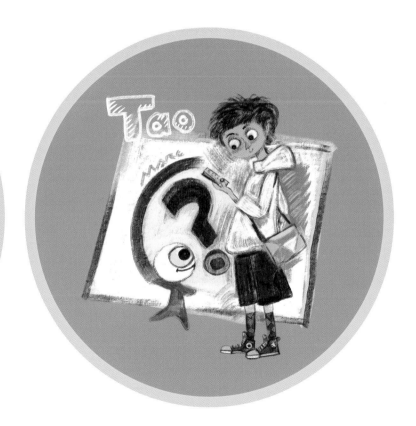

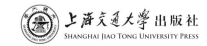
上海交通大学出版社
SHANGHAI JIAO TONG UNIVERSITY PRESS

内 容 提 要

　　本书的主要内容包括甲状腺相关眼病的病因、临床表现、鉴别诊断、治疗方法及预防等，并且根据不同人群疾病的特殊性，从普通人群、青少年、孕产妇和老年人的角度，对甲状腺相关眼病的诊疗及预防进行全面介绍。

　　全书以 100 个问答对甲状腺相关眼病展开专业的讲解，涉及的知识浅显易懂，并通过文字与漫画相结合的方式辅助读者理解。内容通俗易懂，图文并茂，适合各年龄段人群阅读。

图书在版编目（CIP）数据

　　甲状腺相关眼病一百问 / 周慧芳主编. — 上海：
上海交通大学出版社，2022.9
　　ISBN 978-7-313-24560-1

　　Ⅰ.①甲⋯　Ⅱ.①周⋯　Ⅲ.①甲状腺疾病–并发症–
眼病–诊疗　Ⅳ.①R581.06 ②R771.3

　　中国版本图书馆CIP数据核字（2021）第270340号

甲状腺相关眼病一百问
JIAZHUANGXIAN XIANGGUAN YANBING YIBAIWEN

主　　编：周慧芳			
出版发行：上海交通大学出版社	地　　址：上海市番禺路951号		
邮政编码：200030	电　　话：021-64071208		
印　　制：上海锦佳印刷有限公司	经　　销：全国新华书店		
开　　本：787mm×1092mm　1/16	印　　张：11.75		
字　　数：76千字			
版　　次：2022年9月第1版	印　　次：2022年9月第1次印刷		
书　　号：ISBN 978-7-313-24560-1			
定　　价：65.00元			

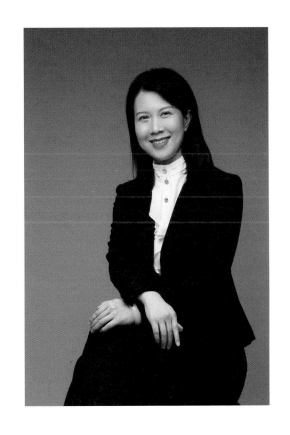

　　周慧芳，教授，博士生导师，上海交通大学医学院附属第九人民医院眼科主任医师。擅长各类眼部整形美容手术，甲状腺相关性眼病的个体化综合治疗，数字化微创眼眶减压手术，组建上海九院甲状腺眼病多学科协作诊疗 MDT 团队，执笔编写国内首部甲状腺相关眼病诊治指南，发表各类中英文研究论文 70 余篇，获得国家科技进步二等奖、教育部高等学校科技进步一等奖等 8 项科技奖，获得上海市卫生系统第十六届银蛇奖一等奖。

编　委　会

名誉主编：范先群

主　　编：周慧芳

插　　画：Marc

副 主 编：孙　静　李寅炜　杨辰玲

编　　委：林晨怡　吴　钰　孙　柔　鲁　奕　王　洋　刘星彤　钟思思　方思捷

序 一

　　甲状腺相关眼病是一种器官特异性自身免疫病，是成人发病率最高的眼眶病，可造成患者视功能损害和颅面畸形，严重影响其生活质量，甚至致盲致残，苦不堪言。该病的发生与吸烟等生活习惯相关，与甲状腺功能异常等内分泌因素也相关，发病隐匿而病程漫长，分期、分级复杂，预后、转归差异大。由于该病的科普读物稀少，很多患者往往生病而不自知，常因未能及时诊治而贻误治疗时机。甚至一些医生对该病的了解也有限，不能准确、及时地辨别和转诊患者。

　　上海交通大学医学院附属第九人民医院眼科素以眼眶病眼肿瘤的诊疗经验丰富而著称，已经建立了专业的甲状腺相关眼病诊疗团队和 MDT 团队，建立了规范化诊疗方案和精准微创手术技术，惠及患者数万人。主编周慧芳教授常年专攻甲状腺相关眼病的临床诊疗和基础研究工作，拥有丰富的实践经验。在经年累月的临床工作中，她深感甲状腺相关眼病的诊疗不仅需要医疗团队的专业知识，还需要对大众进行科普，以便医患双方共同努力。为此，她和团队的医生们利用业余时间整理、归纳、总结了患者想了解的问题和常见误区，以漫画问答的形式简单阐明，对甲状腺相关眼病患者和相关科室的年轻医生都有重要参考价值。

　　本书是简明易懂的科普读物，若要深入了解甲状腺相关眼病，还需进一步阅读专业书籍和专业文献。对甲状腺相关眼病的知识进行科普推广，相信会使更多的患者受益，此为本书作者的初衷，还望同行给予批评指正。

中国工程院院士

上海交通大学副校长

上海交通大学医学院院长

范先群

2022 年于上海

序 二

周慧芳主任是一位优秀的眼科医生。她温润而纯粹，内心沉静、坚强，如同平静的海面轻拍的海浪，非常治愈，同时海洋又是包容和孕育着万物的。她追求"至真、至善、至美"，目标坚定，不畏惧困难，不害怕繁琐，细致入微对待每一位患者，精雕细琢做好每一台手术。她倾注感情去医治疾病、抚慰心灵，先后获得"上海最美女医师"和"中国最美女医师"荣誉称号。

甲状腺相关眼病是她主要的工作方向之一，这是一个眼科疑难杂症，不仅涉及药物、放射和手术治疗，而且患者常常合并其他全身疾病，诊治不仅考验医生的临床能力和知识储备，同时需要充分的耐心和爱心。周慧芳主任在导师范先群院士的指引下，从 2012 年起致力于甲状腺相关眼病的临床诊治和发病机制研究，一晃就是 10 年。十年磨一剑，所有遇到的困难，都成为打磨宝石的沙砾，一层一层磨出了周慧芳内在的光芒。从组建多学科诊疗团队、创新手术技术、探索发病机制、规范诊疗方法，到制定中国指南、开办学习班、培训专科医生、举办国际会议、建立专项公益基金，等等，周慧芳主任勤勤恳恳耕耘在甲状腺相关眼病的领域中，尽力为患者带去更好的治疗效果，并且不断开垦着未知的土地，十年如一日，孜孜不倦。

周慧芳主任还注重患者教育，她是上海市女医师协会医学科普专委会副主委，她倾注了大量的业余时间，运用自己在科普传播方面的特长，针对甲状腺相关眼病开展了系列科普工作，包括建立微信公众号、编写科普文章、制作系列课程和微视频等，弥补了国内在该疾病科普教育上的空缺。这一本《甲状腺相关眼病一百问》的编写，历时两年多，周慧芳主任及其团队精心收集了患者朋友们最关心的一百个问题，采用漫画的形式，结合临床专业知识，使得这本读物深入浅出、通俗易懂，帮助患者朋友们正确认识自己的病情、坚定信心、保持乐观和积极的心态、正确面对并且最终战胜这一疾病。

复旦大学附属儿科医院新虹桥分院执行院长

中国女医师协会副会长

中国女医师协会卫生发展与管理专委会主任委员

2022 年 8 月 17 日

前　言

眼睛是我们人体最宝贵的器官，有了它，才有我们五彩斑斓的世界，有了它，才有我们丰富多彩的生活。然而，很多疾病会影响我们眼睛的功能，甚至最终导致失明，甲状腺相关眼病就是其中的一种。甲状腺相关眼病患者的生活质量非常低，他们很痛苦，但是由于治疗困难、手术难度大，可以为他们提供手术治疗的医院又很少。因此他们常常辗转求医，问病无门。范先群院士是我的授业恩师，他鼓励我要"治疗别人治不好的病，坚持不懈追求自己的理想"。

从 2012 年开始，在恩师的鼓励下，我和一群志同道合的队友开始全力以赴地在甲状腺相关眼病诊疗领域不断耕耘和开拓，从创新手术方式、突破发病机制研究、推进新药物研发，到组建多学科诊疗团队、开办学习班、编写国内首部甲状腺相关眼病诊治指南，我们数十年如一日地奋战在临床、科研与教学的第一线，矢志不渝地为全国甲状腺相关眼病患者医治疾病和抚慰心灵。

印象非常深刻的是有一位患者在我治好了他的眼睛后，跟我说："周医生，您给了我第二次生命。"让我深深感受到工作意义之重要，并且责任之艰巨。因此，我时常会问自己，我还能为他们做什么？我发现大多数患者没有早期前往医院就诊，对自己眼病的危害性与诊疗常识都缺乏了解，认为控制好甲状腺疾病就可控制眼部病变，常常在发生了严重的眼球突出、视力下降后才来眼科，错失了最佳治疗时机而使得疾病进展、影响预后。是什么造成了这样的情况？重要原因之一就是我国关于甲状腺相关眼病的科普知识宣传太少了。于是，我和团队成员们又给自己增加了另一份工作：科普宣教。

从开办"甲状腺相关眼病科普沙龙"微信公众号、开展多学科医疗团队科普讲课、录制系列科普微视频，到举办义诊活动、启动公益基金、开展患者俱乐部活动，等等，我们尽自己所能，带给患者科学、严谨而又通俗易懂的疾病知识，让患者了解自己的疾病，从而早诊、早治，提高生活质量。本书的编写也是源于这一初心，编者团队历时一年余，广泛收集并采纳甲状腺相关眼病患者及其家属的各类疑问，经悉心筛选、整理、配图、汇编，最终以漫画形式完成了这本《甲状腺相关眼病一百问》。本书涵盖疾病的发生发展、常见临床表现、各类诊疗方式以及特殊人群的诊疗要点等多个方面，与临床诊治过程密切相关，并且读物采用科普漫画的形式，以青年画家 Marc 所配的手绘示意图，结合临床医师所提供的专业知识，化繁为简，使内容通俗易懂。希望本书能提高患者和公众对甲状腺相关眼病的认识，促进早诊早治，降低致盲率，提高生活质量，助力健康中国的建设。

周慧芳

2022 年 7 月

Contents

目　录

甲状腺相关眼病知识篇

儿 童 篇

眼部护理小常识

突突一家人

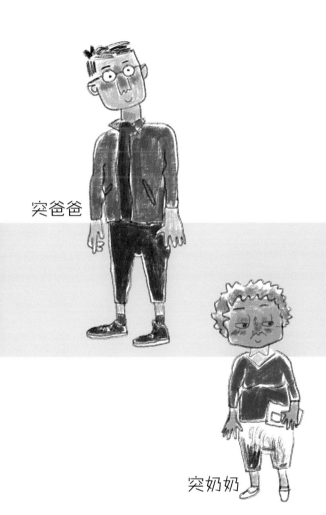

突爸爸

突奶奶

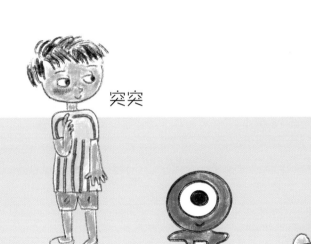

突突

小·桃

京巴

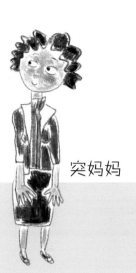

突妈妈

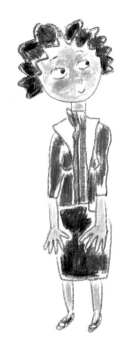
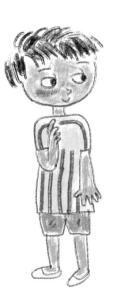
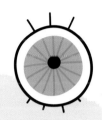

甲状腺相关眼病
知识篇

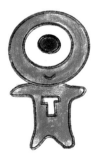

第一问——什么是甲状腺相关眼病？

某天早晨，突突醒来拉开窗帘，和煦的阳光照进眼睛，竟让她一瞬间有些睁不开眼，被阳光刺到的双眼不住地流泪。

突突发现镜子里自己的眼皮有些红肿，内眼角（泪阜）和眼白（巩膜）的部分也有些红红的。

主人，你的眼睛变得跟我一样突出！我认识一个叫小桃的朋友，她之前说我们这样突然改变的眼睛很可能是得了甲状腺相关眼病。

什么是甲状腺相关眼病？我的甲状腺功能是正常的呀。

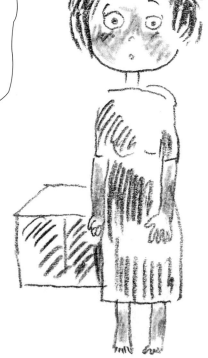

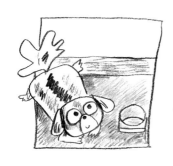

这就要让小桃
来跟你解释一下。

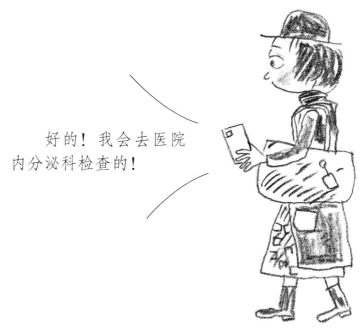

好的！我会去医院
内分泌科检查的！

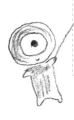

甲状腺相关眼病是成年人最常见的
眼眶病之一，是眼眶的一种自身免疫反
应引起的慢性、多系统损害的疾病。

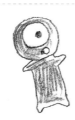

嗯！记得也要去眼科检查哦！

　　甲状腺相关眼病是成年人最常见的眼眶病之一，又称 Graves 眼病（格雷夫斯眼病），俗称甲亢突眼。常伴有甲状腺功能异常。大多数患者可有甲状腺功能异常的临床或实验室检查表现，但少数人在甲状腺功能正常的情况下，也可能发生此疾病。

第二问——哪些症状说明可能得了甲状腺相关眼病？

我眼睛红肿、双眼突出就是得了甲状腺相关眼病吗？

我现在只是眼睛红肿、突出，那接下来是不是也会出现其他症状？

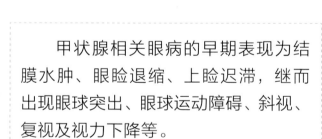

甲状腺相关眼病的早期表现为结膜水肿、眼睑退缩、上睑迟滞，继而出现眼球突出、眼球运动障碍、斜视、复视及视力下降等。

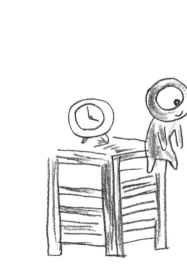

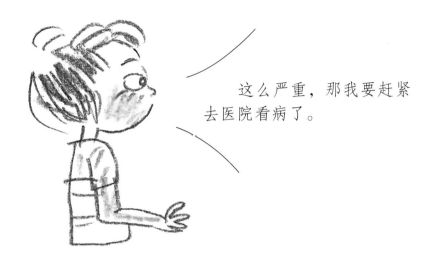

这么严重，那我要赶紧
去医院看病了。

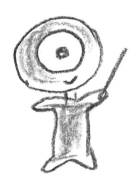

　　甲状腺相关眼病会有许多眼部症状，眼球突出是其典型眼部表现。除此之外，眼睑肿胀和眼球突出的共同作用可导致上、下眼睑退缩，暴露眼球上、下方的白色巩膜，严重者可伴有下睑倒睫。眼部肌肉肿胀和纤维化会导致患者眼球运动障碍，产生斜视和复视。严重的肌肉肿胀会压迫和损伤视神经，导致视力下降，甚至失明。

小桃，甲状腺相关眼病特别青睐女性吗？

甲状腺相关眼病确实女性多发，但男性患者的严重程度更高。据流行病学调查显示，甲状腺相关眼病每年发病率女性为16/10万，男性为2.9/10万。

这个疾病有什么危险因素吗？我平时需要注意些什么呢？

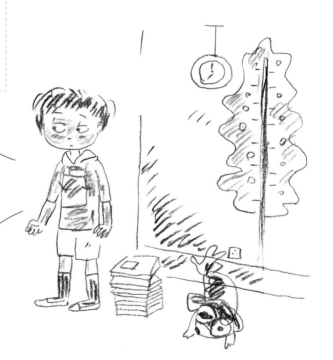

甲状腺相关眼病的危险因素如下。

（1）性别：甲状腺相关眼病多见于女性，但男性的严重程度更高。

（2）年龄：女性的发病年龄峰值为 40~44 岁、60~64 岁，男性为 45~49 岁、65~69 岁。

（3）遗传：与其他自身免疫性疾病一样，遗传因素为甲状腺相关眼病发生的风险因素之一。

（4）环境：吸烟已经被确定与甲状腺相关眼病的发生发展紧密相关，主动吸烟和被动吸烟都是危险因素，患者吸烟的数量与复视和眼球突出的发生率呈正相关。

（5）甲状腺功能异常：90% 的甲状腺相关眼病患者伴有 Graves 病，0.8% 伴有甲状腺功能减低，3.3% 伴有桥本甲状腺炎。甲状腺功能异常与眼病的发病密切相关，但可以先后出现。约 40% 的患者眼病发生于甲状腺功能亢进（甲亢）之后，约 40% 的患者眼病与甲亢同时出现，还有约 20% 的患者眼病先于甲亢出现。部分患者在治疗甲状腺疾病的过程中，服用抗甲状腺药物（ATD）、进行同位素碘 -131 治疗或甲状腺切除手术后可能会出现甲减，TSH 水平增高也可能是甲状腺相关眼病加重的危险因素之一。

（6）高胆固醇血症：近期研究发现高胆固醇血症可能是甲状腺相关眼病的危险因素。

（7）相关微量元素和维生素缺乏：硒元素或者维生素 D 缺乏也被认为是甲状腺相关眼病的发病危险因素。

小桃，我得的这个病除了眼睛红肿、眼球突出之外，身体其他器官会出现症状吗？

甲亢患者有多个系统出现症状。

（1）心血管系统：心悸、房颤。

（2）消化系统：食欲亢进、腹泻。

（3）肌肉骨骼系统：周期性瘫痪，低钾血症导致的重症肌无力和肠麻痹。

甲状腺相关眼病患者通常会伴有甲状腺功能的异常。

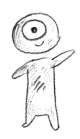

90% 的突眼患者与甲状腺功能亢进有关，常出现交感神经兴奋和基础代谢率增高，表现为兴奋、手颤、多食、消瘦及易怒等。有的患者还会在小腿前部出现特征性的胫前黏液性水肿。

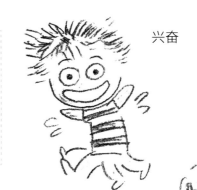

兴奋

消瘦

手颤

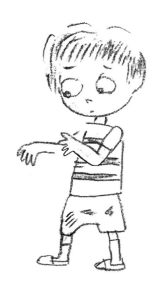

大胃王

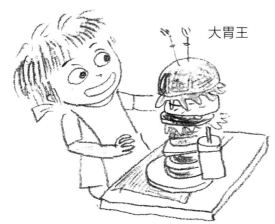

易怒

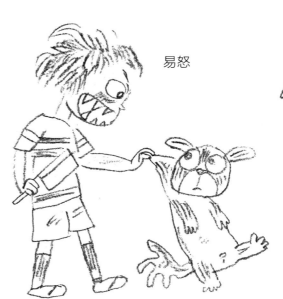

第五问——甲状腺相关眼病可能引起哪些严重后果？

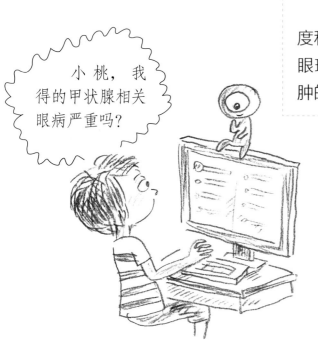

小桃，我得的甲状腺相关眼病严重吗？

甲状腺相关眼病分为轻度、中重度和极重度三个等级。你的上睑退缩，眼球明显突出，眼睑结膜都有充血水肿的表现，算是中重度。

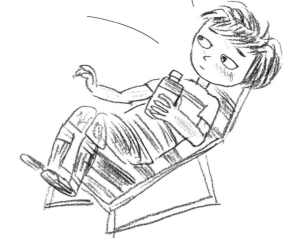

如果发展到极重度会出现什么严重后果呢？

极重度甲状腺相关眼病患者角膜或视神经受累，会造成视力明显下降。眼球突出和眼睑退缩都可引起眼睑闭合不全，角膜失去眼睑的保护可能出现炎症、溃疡，甚至穿孔。眼眶内眼外肌的增粗会造成眶压增加，视神经受压，继而出现不可逆损伤。两者都会导致视力明显下降，严重者甚至失明。

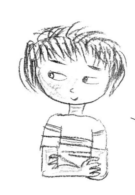

那也太可怕了，我要积极治疗，避免病情进一步加重！

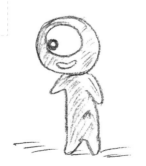

第六问——为什么甲状腺相关眼病患者会眼球突出呢？

眼球突出是甲状腺相关眼病的典型眼部表现。患病早期，炎性细胞聚集在眼眶软组织内，分泌能够吸水的大分子，导致眼眶球后软组织炎性水肿，使眼球突出。

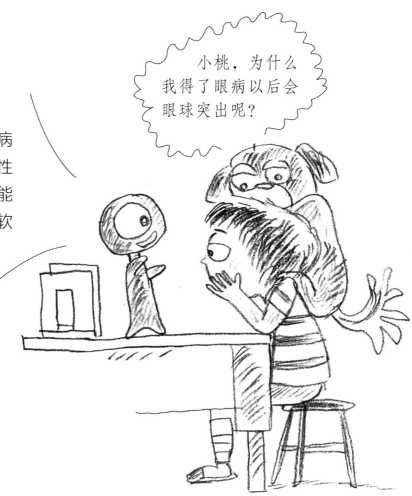

小桃，为什么我得了眼病以后会眼球突出呢？

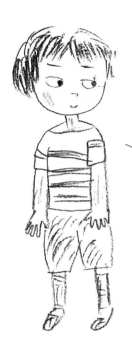

那我及时用药，等炎症消退、水肿吸收后，眼球会回退吗？

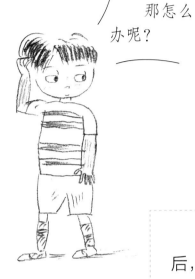

那怎么办呢？

病程后期虽然炎症吸收，但是纤维细胞增生会导致眼外肌和球后脂肪的纤维化，眼眶内容物仍然比正常人多。因此，眼球只能部分回退。

在疾病进入稳定期后，眶减压手术可以使眼球回退，改善视功能和外观。

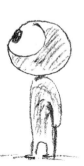

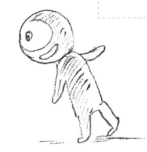

第七问——眼球突出一定是甲状腺相关眼病引起的吗？

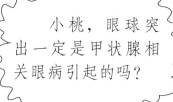

小桃，眼球突出一定是甲状腺相关眼病引起的吗？

那还有可能是什么疾病呢？

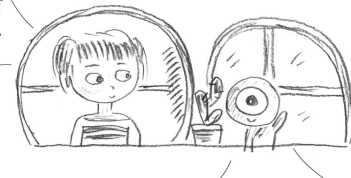

眼球突出是甲状腺相关眼病的一项主要临床表现，但眼球突出并不一定是甲状腺相关眼病。

眼球增长或者眼球后的眼眶内容物增多都会导致眼球突出，高度近视、眼眶内的肿瘤及炎性假瘤等疾病都会有眼球突出的表现。

眼眶肿瘤、炎性假瘤和甲状腺相关眼病的眼眶影像学表现不同，除此之外，甲状腺相关眼病常伴有甲状腺功能异常。

要怎样才能知道我是眼眶肿瘤，还是甲状腺相关眼病呢？

有的高度近视者因为眼球的眼轴过长，也会有眼球突出的表现，我们可以通过眼部 A 超等检查鉴别。

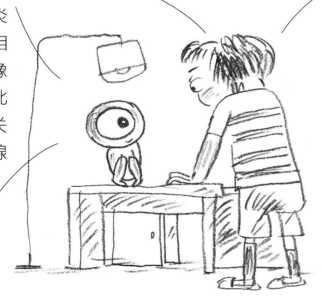

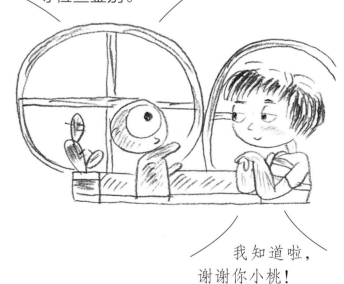

我知道啦，谢谢你小桃！

第八问——甲状腺相关眼病患者为什么会发生眼睑退缩？

你这是眼睑退缩的表现，甲状腺相关眼病患者常出现眼睑退缩，角膜上方露白，看起来就好像在瞪人啦。

小桃，为什么大家都说我的眼睛好像一直在瞪人？

原来是这样，为什么甲状腺相关眼病会引起眼睑退缩呢？

甲状腺眼病会引起眼外肌增粗和挛缩，也会累及提上睑肌和腱膜，当提上睑肌和腱膜发生炎症、水肿增粗和纤维化时，牵拉上睑就会出现睁眼过大和闭合不全的现象。

第九问——甲状腺相关眼病患者为什么会眼皮红肿？

我的眼皮最近总是又红又肿，也是因为甲状腺相关眼病吗？

甲状腺相关眼病属于自身免疫性疾病，当疾病处于活动期时，眼眶内和眼周会出现炎症反应。

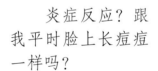

炎症反应？跟我平时脸上长痘痘一样吗？

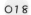

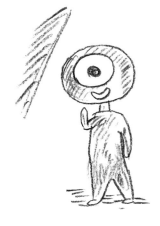

脸上长痘痘一般是感染性炎症，主要表现为局部红、肿、热、痛，而甲状腺相关眼病属于免疫性炎症，疾病活动期，免疫细胞释放炎症因子，引起血管充血、眼睑红肿和胀痛不适。

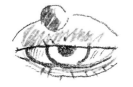 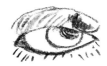

感染性炎症

原来是这样啊！

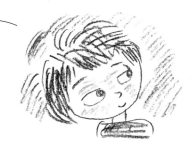

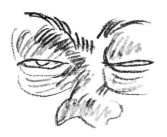 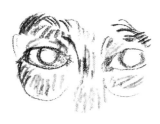

甲状腺相关眼病患者的眼睑炎症

第十问——甲状腺相关眼病患者总是怕光流泪怎么办？

我现在眼睛特别怕光，总是流眼泪怎么办？

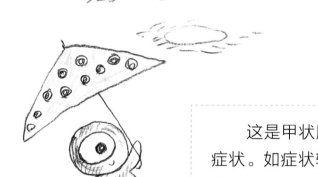

　　这是甲状腺相关眼病引起的角膜刺激症状。如症状较重，可尽量减少用眼的频率和时长，日间出行可佩戴墨镜和遮阳帽，避免阳光直射眼部，进一步加剧畏光流泪。平时可使用人工泪液及眼药膏护眼，并定期复查眼表情况。

小桃，我感到最近眼睛特别容易干，看书看电脑一会就觉得眼睛很疲劳，眼睛也干得让我想起了沙漠里的骆驼。

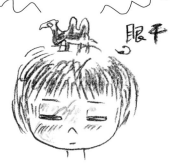

眼干

甲状腺相关眼病会导致眼球突出、眼睑退缩，眼表暴露面积增大；炎症细胞累及泪腺，引起泪液分泌减少；结膜充血水肿，角膜暴露干燥，泪液分泌异常。以上情况都会导致眼睛干涩、易疲劳。

我平时应该怎么做才能减少这种干涩不适呢？

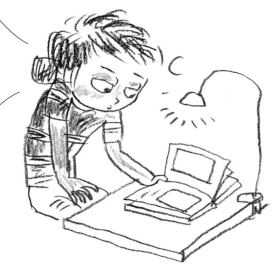

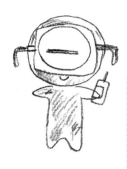

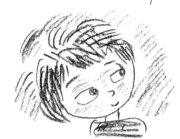

好的，好的。

日间佩戴墨镜或湿房镜，使用人工泪液缓解角膜干燥，夜间根据角膜暴露程度可适当使用眼药膏。

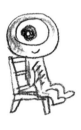

平时也要注意适当减少用眼哦。

湿房镜通过形成一个既通风又有湿润度的空间，保持眼周的湿润度。

第十二问——甲状腺相关眼病患者发生角膜炎怎么办？

角膜暴露面积增大和瞬目运动减少，使泪液不能正常湿润和保护角膜，会导致角膜损伤，在裂隙灯上的表现为角膜上皮有点状脱落。

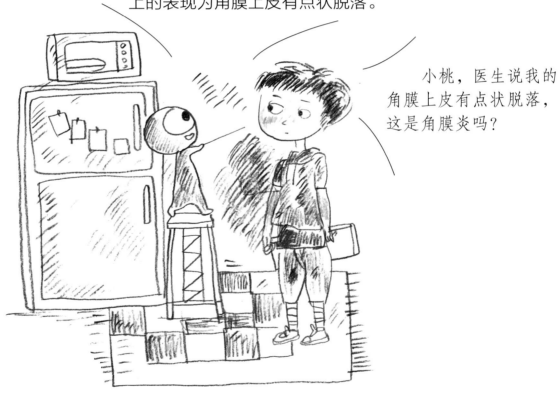

小桃，医生说我的角膜上皮有点状脱落，这是角膜炎吗？

角膜上皮损伤后极容易发生感染性角膜炎，表现为眼红、眼痛、视物模糊、畏光和流泪等角膜刺激症状。严重者甚至会出现角膜溃疡和穿孔。

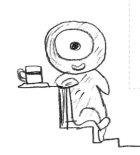

要怎么才能避免出现最严重的情况呢？

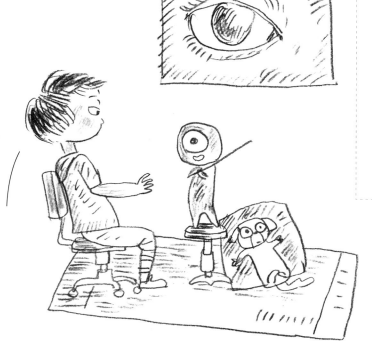

在保持眼部湿润的同时，预防微生物感染，可以使用抗生素滴眼液和眼药膏。定期到眼科复诊，在裂隙灯下检查角膜状况，根据情况对症处理，避免角膜溃疡甚至穿孔的发生。如果已经出现角膜溃疡穿孔，需要及时手术，挽救眼球和残存视功能。

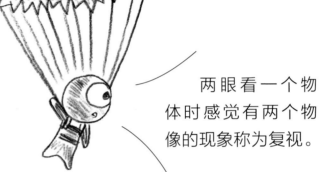

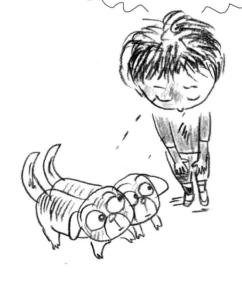

小桃，我向下看的时候，会把一个东西看成两个，这是怎么回事？

两眼看一个物体时感觉有两个物像的现象称为复视。

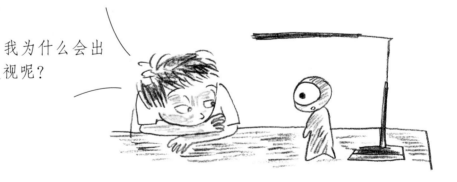

我为什么会出现复视呢？

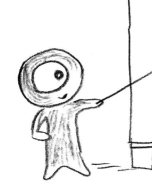

眼球转动是由每侧 6 条眼外肌控制的，而甲状腺相关眼病会引起眶内肌肉炎性水肿和纤维化，导致收缩功能异常，表现为眼球运动障碍。

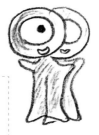

两只眼的眼外肌受累情况不同，因此各个方向的运动障碍不同，导致你向某个方向凝视时，两眼看到的物像无法重合，形成复视。

原来是这样哦，那我应该怎么治疗呢？

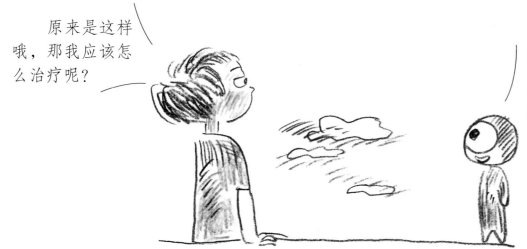

在疾病活动期可通过佩戴三棱镜矫正或遮盖一只眼视物，疾病稳定后可采取手术矫正。

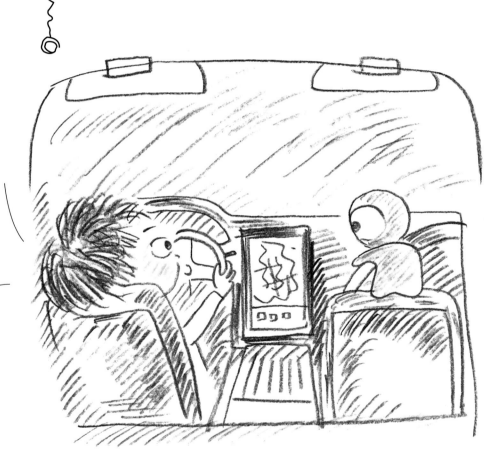

小桃，他们说极重度的甲状腺相关眼病患者会出现视力下降，这是为什么呢？

极重度的甲状腺相关眼病存在角膜或视神经的累及。

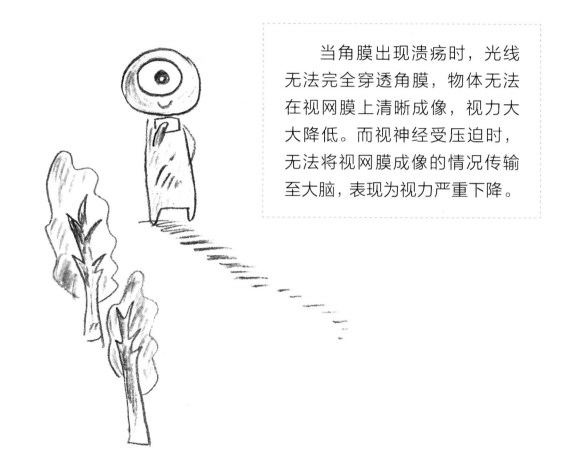

当角膜出现溃疡时，光线无法完全穿透角膜，物体无法在视网膜上清晰成像，视力大大降低。而视神经受压迫时，无法将视网膜成像的情况传输至大脑，表现为视力严重下降。

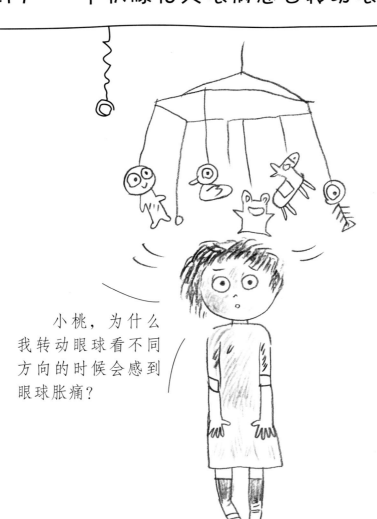

小桃，为什么我转动眼球看不同方向的时候会感到眼球胀痛？

活动期患者眼眶内、眼球周围会出现炎症和水肿，眼球转动痛是活动期甲状腺相关眼病的表现之一。

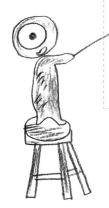

眼眶内的炎症反应表现为炎性细胞积聚在眼外肌及球后软组织，从而出现炎性水肿和微循环改变。当眼球转动时，肿胀的眼外肌收缩，就会感到疼痛。

疾病活动期积极用药治疗，等炎症消退、水肿吸收后，疼痛是能够有效缓解的。

这种疼痛能够缓解吗？

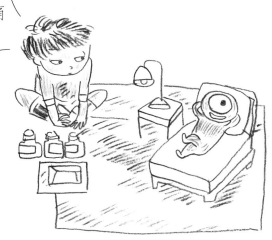

第十六问——甲状腺相关眼病为什么会导致视神经病变?

你之前提到极重度的甲状腺相关眼病会导致视神经病变,这是为什么呀?

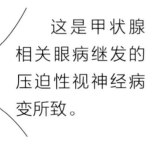

这是甲状腺相关眼病继发的压迫性视神经病变所致。

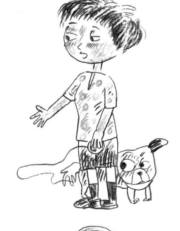

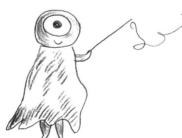

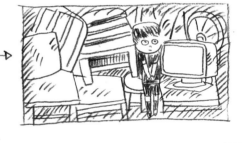

你可以想象骨性眼眶是一个房间,当房间内的眼外肌和软组织充血水肿、体积增加时,房间内压力变大了,身处房间中央的视神经受到眼外肌的压迫,就会出现缺血性损伤。

视神经缺血损伤的主要表现有什么呢?

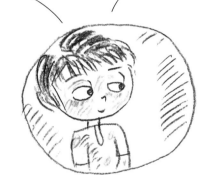

主要表现除了视力降低外,还有视野缩小、病理性暗点及色觉异常等,患者眼底检查可出现视网膜水肿等改变。

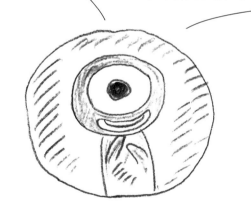

我明白了。

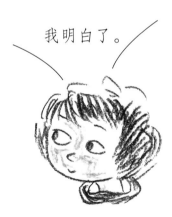

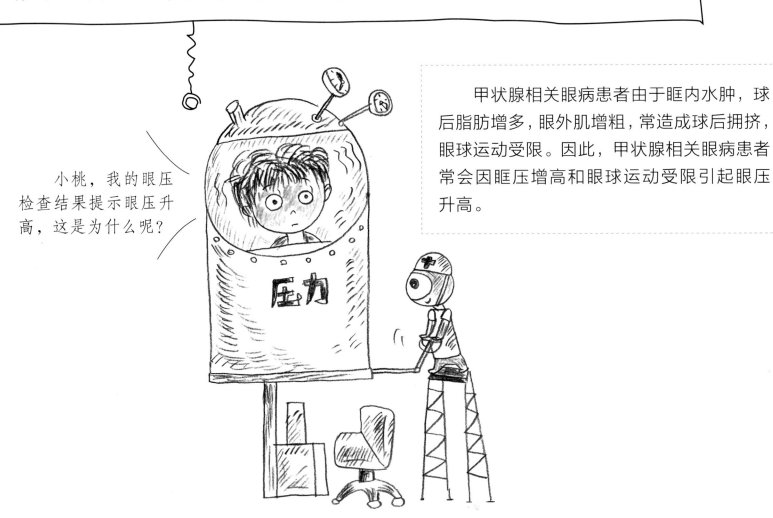

小桃，我的眼压检查结果提示眼压升高，这是为什么呢？

甲状腺相关眼病患者由于眶内水肿，球后脂肪增多，眼外肌增粗，常造成球后拥挤，眼球运动受限。因此，甲状腺相关眼病患者常会因眶压增高和眼球运动受限引起眼压升高。

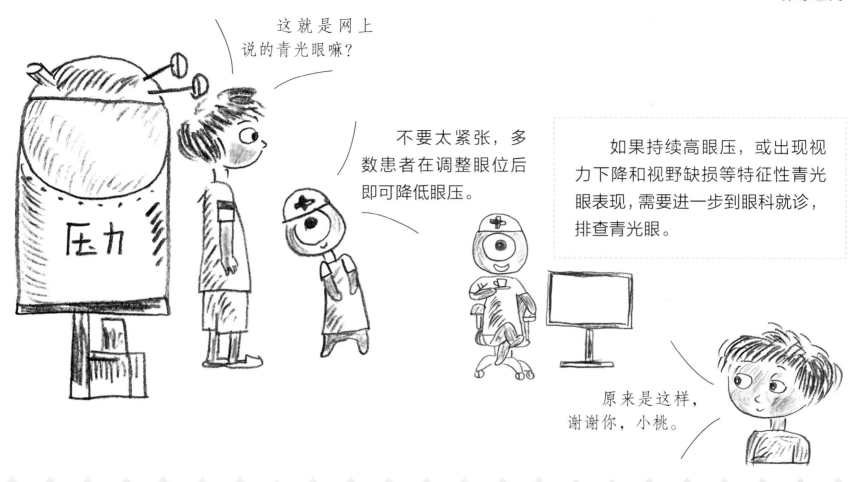

青光眼是一组以视乳头萎缩及凹陷、视野缺损及视力下降为共同特征的疾病，病理性眼压增高、视神经供血不足是其发病的原发风险因素。一旦确诊青光眼，需要使用相应的降眼压药物进行治疗。

小桃，我要通过哪些检查才能确诊甲状腺相关眼病啊？

甲状腺相关眼病的诊断主要基于 3 点：① 存在眼部典型的症状和体征；② 存在甲状腺功能及相关抗体指标异常；③ 眼眶影像学检查出现特征性表现。

眼病的症状和体征有哪些呢？

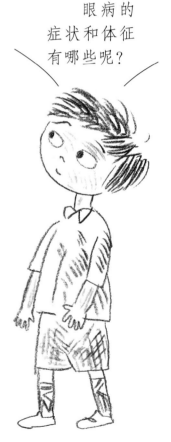

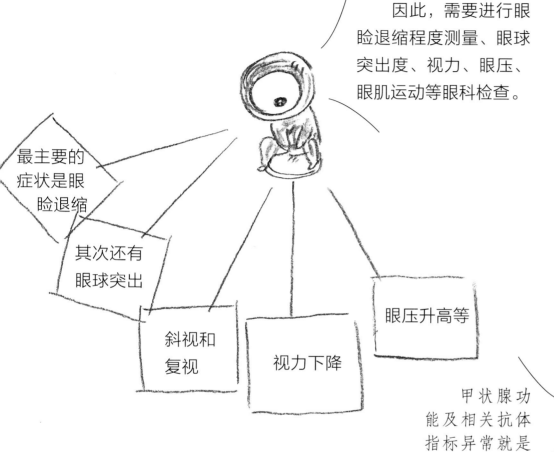

因此，需要进行眼睑退缩程度测量、眼球突出度、视力、眼压、眼肌运动等眼科检查。

最主要的症状是眼睑退缩

其次还有眼球突出

斜视和复视

视力下降

眼压升高等

不完全是，甲状腺的相关指标除了甲状腺激素外，还包括抗体[甲状腺球蛋白抗体（TgAb）、促甲状腺激素受体抗体（TRAb）、甲状腺过氧化物酶抗体（TPOAb）]。此外，有一些甲状腺相关指标正常但合并甲状腺结节或者甲状腺肿瘤的患者，也可能出现甲状腺相关眼病。因此，需要进行甲状腺功能七项化验以及甲状腺超声检查。

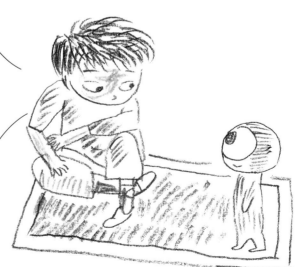

甲状腺功能及相关抗体指标异常就是甲亢么？

第十九问——为什么要评估疾病的严重程度和活动程度？

小桃，甲状腺相关眼病的病程评估是什么？

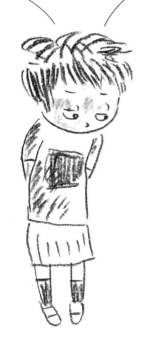

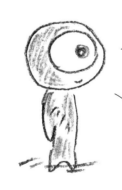

病程评估包括严重程度评估和活动程度评估。

这两个评估的主要作用是什么呢？有什么意义？

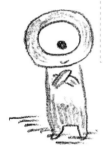

甲状腺相关眼病的严重程度及活动程度决定了患者采取哪种治疗方式，评估疾病的严重程度和活动程度可以为患者选择最合适的治疗方案。

我明白啦。

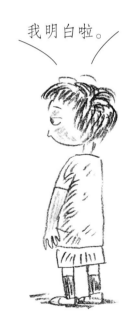

治疗轻度患者以随访和眼部对症治疗为主，治疗中重度患者以保全视力及功能为主要目标。对活动期患者而言，免疫调节治疗的效果较为显著；活动期患者除极重度患者外，应在其转为静止期后，再依次进行眼眶减压术、斜视矫正术及眼睑退缩矫正术。

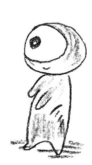

第二十问——疾病活动期和静止期分别是什么,如何区分?

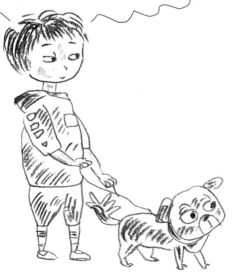

小桃,医生说中重度甲状腺相关眼病的治疗主要依靠对疾病活动程度的评估,什么是活动期?什么是静止期?疾病活动程度的评估指标又有哪些呢?

疾病活动期患者,以急性炎症活动为主,表现为眼部组织的持续水肿和充血,病情严重程度可在活动期不断发展,并达到最高点;静止期患者则以眼眶局部组织的慢性纤维化为主,病情趋于稳定。目前,临床常用的评估方法为 CAS 评分,它依据临床体征评分,共 7 项,满足 1 项得 1 分,≥ 3 分者判定为活动期。

这些临床体征都包括什么呢？

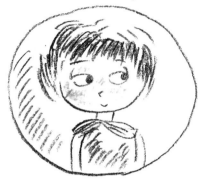

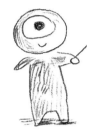

分别是眼睑肿胀程度、眼睑充血程度、结膜水肿、结膜充血、泪阜红肿、眼球活动时疼痛及自发性球后疼痛。

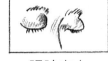   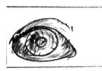

眼睑肿胀　　　眼睑充血　　　泪阜红肿　　　结膜水肿　　　结膜充血

哦！原来依靠这些症状就能判断其活动性。

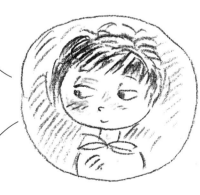

嗯，除此之外，还要结合眼眶增强磁共振成像（MRI）检查，观察眼眶内眼外肌和软组织炎性水肿的情况，从而更全面地评估病情。

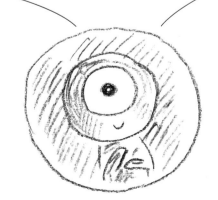

我了解啦，谢谢小桃。

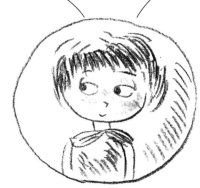

第二十一问——哪些指标可以用来评估疾病的严重程度？

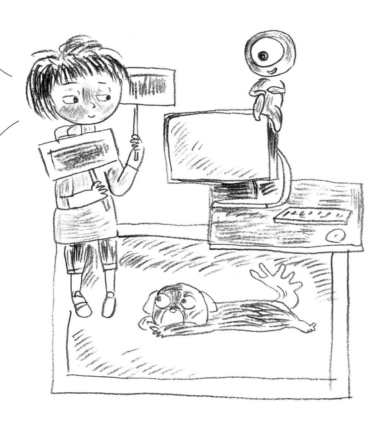

小桃，我确诊了这个病后，怎么判断病情的轻重呢？

甲状腺相关眼病患者病情严重程度评估的症状及体征包括：眼睑肿胀程度、眼睑退缩程度、眼球突出程度、眼球运动、视力、色觉以及瞳孔对光反射、角膜是否有病变、视神经是否受压迫等。眼科一般采用临床活动性评分（clinical activity score, CAS）来评估疾病的活动度，同时还需结合眼眶增强磁共振成像检查显示的球后软组织和眼外肌的信号密度来评判疾病的活动程度。

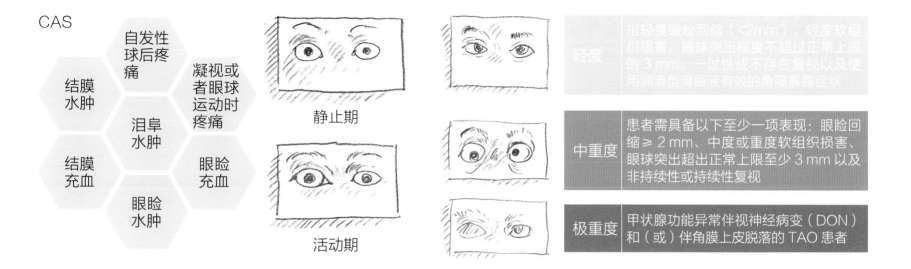

CAS

结膜水肿 · 自发性球后疼痛 · 凝视或者眼球运动时疼痛 · 泪阜水肿 · 眼睑充血 · 结膜充血 · 眼睑水肿

静止期

活动期

轻度	指轻度眼睑回缩（<2mm）、轻度软组织损害、眼球突出程度不超过正常上限的 3 mm、一过性或不存在复视以及使用润滑型滴眼液有效的角膜暴露症状
中重度	患者需具备以下至少一项表现：眼睑回缩≥2 mm、中度或重度软组织损害、眼球突出超出正常上限至少 3 mm 以及非持续性或持续性复视
极重度	甲状腺功能异常伴视神经病变（DON）和（或）伴角膜上皮脱落的 TAO 患者

EUGOGO 严重程度评估标准

　　2016 年，欧洲 Graves 眼病协作组（the European Group on Graves' Orbitopathy，EUGOGO）提出了疾病严重程度的 EUGOGO 评估标准。①轻度。通常有≥1 种以下表现：眼睑退缩＜2 mm，轻度软组织受累，眼球突出度不超过正常上限 3 mm，没有或有一过性复视，使用润滑型滴眼液治疗有效的角膜暴露症状。②中重度。通常有≥2 种以下表现：眼睑退缩≥2 mm，中度或重度软组织受累，眼球突出度超出正常上限至少 3 mm，持续性或间歇性复视。③极重度（视力威胁性）。患者有压迫性视神经病变和（或）暴露性角膜病变。

第二十二问——得了甲亢后一定会得甲状腺相关眼病吗？

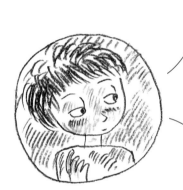

小桃，患有甲亢的人一定会得甲状腺相关眼病吗？我在内分泌科遇到的病友，有些人看起来眼睛是正常的呀。

突突，得了甲亢后不一定会得甲状腺相关眼病哦。甲状腺相关眼病是弥漫性毒性甲状腺肿（diffuse toxic goiter，Graves' disease，GD）最常见的甲状腺外表现，发生率占 GD 患者的 25% ~ 50%，也可见于甲状腺功能减退、慢性甲状腺炎患者和少数甲状腺功能正常人群。

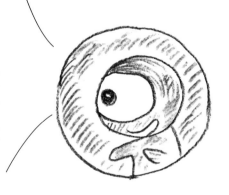

弥漫性毒性甲状腺肿患者的血液检查结果举例

年龄：29 岁 　　　　　　　　　诊断：弥漫性毒性甲状腺肿

中文名称	英文名称	结果	单位	参考值
①总三碘甲状腺原氨酸	TT_3	3.22 ↑	ng/ml	0.60~1.81
②总甲状腺素	TT_4	16 ↑	ug/dl	4.50~10.9
③游离三碘甲状腺原氨酸	FT_3	10.23 ↑	pg/ml	2.3~4.2
④游离甲状腺素	FT_4	3.84 ↑	ng/dl	0.89~1.80
⑤促甲状腺素	TSH	<0.008	nlu/ml	0.55~4.78

第二十三问——没有甲亢的人会得甲状腺相关眼病吗？

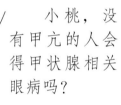

小桃，没有甲亢的人会得甲状腺相关眼病吗？

大多数甲状腺相关眼病患者有甲状腺功能相关指标异常，可表现为甲亢或者甲减，但即使在甲状腺功能正常的情况下，少数患者也可能发生此疾病。有少部分的患者甲状腺功能检查是正常的，只存在眼病的临床表现和影像学特征，也可确诊此疾病。

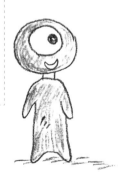

甲状腺相关眼病的诊断依据

典型眼部体征	影像学证据	免疫相关性
		甲状腺功能异常
· 眼睑症	· 眼外肌梭形增粗	· Graves 甲状腺功能亢进
· 眼睑结膜水肿	· 下直肌	· 桥本甲状腺炎
· 眼球突出	· 内直肌	· 存在甲状腺抗体的甲状腺功能正常者：TPOAb，TRAb，TGAb
· 暴露性角膜炎	· 上直肌（可合并提上睑肌）	
· 限制性斜视	· 外直肌	
· 压迫性视神经病变		

第二十四问——甲亢全身症状和甲状腺相关眼病的眼部表现哪个先出现？

小桃，甲亢患者是先出现甲亢的症状，还是先出现眼皮红肿或眼球突出的症状呢？

约 80% 的患者会在 18 个月内先后发生甲状腺疾病和甲状腺相关眼病，并没有确定的先后顺序。部分患者先出现眼部症状，部分患者同时发生，部分患者先确诊甲亢后才发生眼病。综合来看，甲状腺相关眼病更常发生在甲状腺功能异常后的短期内。

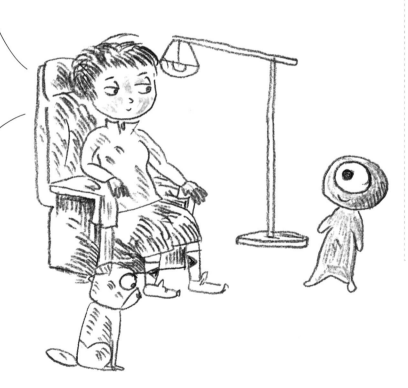

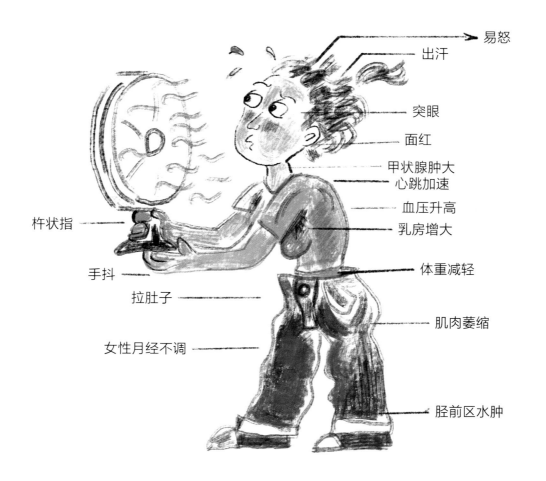

易怒

出汗

突眼

面红

甲状腺肿大
心跳加速

血压升高

乳房增大

杵状指

手抖

体重减轻

拉肚子

肌肉萎缩

女性月经不调

胫前区水肿

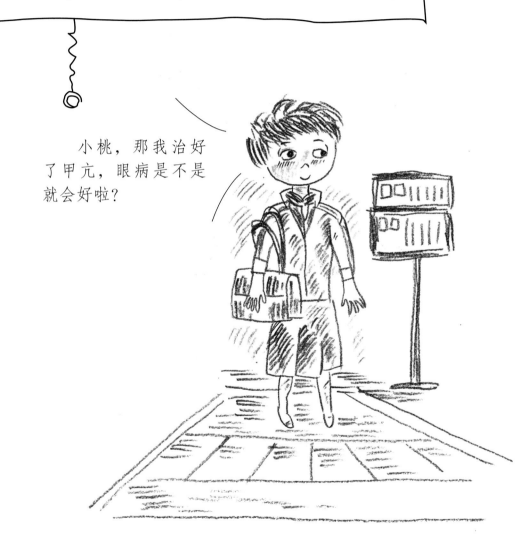

小桃，那我治好了甲亢，眼病是不是就会好啦？

　　患者甲状腺功能亢进时，眼球突出、眼睑红肿等症状发展较快。因此，积极治疗甲亢，控制甲状腺功能稳定，有利于减缓甲状腺相关眼病的进展。但由于眼眶内软组织水肿和眼外肌增粗、纤维化等病理变化已经形成，甲亢控制后，受累组织也不能自发恢复正常。甚至部分患者甲亢控制后，眼球突出更加明显，临床上称为恶性突眼。因此，甲状腺功能需要控制，甲状腺相关眼病也需要积极治疗。

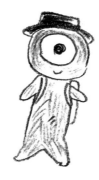

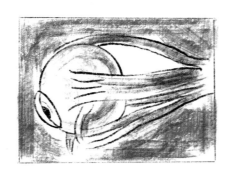

正常眼外肌

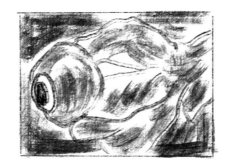

增粗眼外肌

第二十六问——治疗甲状腺相关眼病与治疗甲亢冲突吗?

小桃，那我应该先治疗眼病，还是先治疗甲亢呢?

内分泌科用药控制甲状腺功能应该与眼科治疗眼病同时进行。维持甲状腺功能稳定有助于减缓眼病进展，眼科也将同时评估眼病的活动程度和严重程度，规范化采取诊疗措施，两者相行不悖，并不冲突。

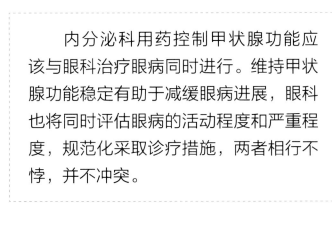

第二十七问——治疗甲状腺相关眼病与治疗甲状腺肿瘤冲突吗？

小桃，如果患有甲状腺肿瘤，会与治疗甲状腺相关眼病冲突吗？

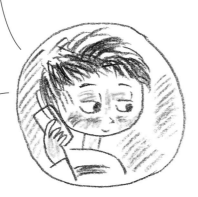

激素可能刺激肿瘤生长。原则上，应先治疗甲状腺肿瘤，再治疗眼病。如果患者属于极重度甲状腺相关眼病，条件允许也可选择联合手术治疗，同时行甲状腺肿瘤切除和眼眶减压术治疗。

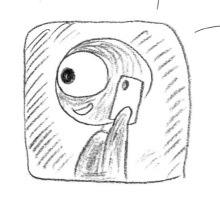

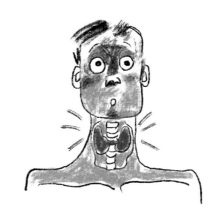

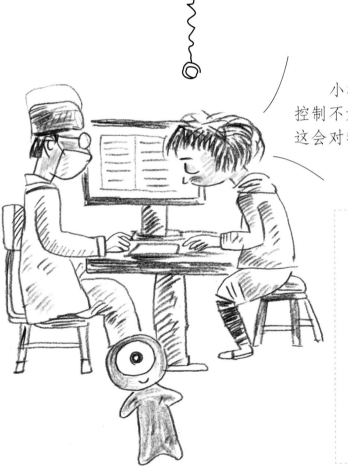

小桃，内科医生说我的甲亢控制不好，需要做碘-131治疗，这会对我的眼病产生影响吗？

碘是合成甲状腺激素的原料，弥漫性毒性甲状腺肿病患者甲状腺滤泡细胞对碘-131的摄取量明显高于正常。碘-131治疗的原理是，利用碘-131衰变发射的β射线放射性地"切除"部分甲状腺组织，而保留一定量的正常组织，达到控制亢进的甲状腺功能的目的。有研究表明，Graves病患者在接受甲状腺放射治疗后罹患甲状腺相关眼病的可能性会升高。甲状腺放射治疗是甲状腺相关眼病发生发展的风险因素，建议治疗前到眼科检查眼病情况，高危患者须预防性口服小剂量激素。

第二十九问——甲状腺相关眼病的治疗方法有哪些?

小桃,甲状腺相关眼病的治疗方法有哪些?

主要包括药物治疗、眼眶球后放射治疗和手术治疗三大治疗方法。其中,药物治疗包括局部对症应用人工泪液和抗生素滴眼液、眼药膏等,全身药物治疗主要包括糖皮质激素和免疫抑制剂,手术治疗包括眼眶减压术、斜视矫正术、眼睑退缩矫正术和倒睫矫正术等。

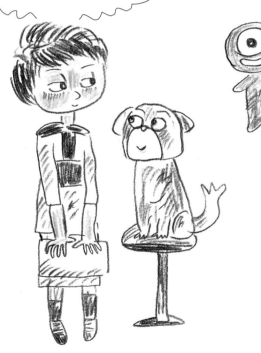

药物控制
甲状腺功能

手术
治疗

对症
治疗

免疫
治疗

放射
治疗

激素
治疗

第三十问——如何选择甲状腺相关眼病的治疗方案？

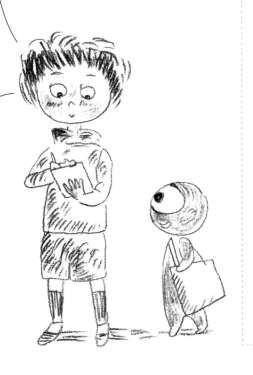

小桃，确诊甲状腺相关眼病后，该如何选择治疗方案呢？

临床医生会根据患者的临床表现，结合甲状腺功能报告和影像学检查结果来判断患者病情的活动度分期和严重程度分级，制订综合治疗方案。依据 2021 年欧洲 GO 专家组（EUGOGO）指南，将病情按照严重程度分为三级：极重度、中重度及轻度。极重度活动期患者应该尽快给予糖皮质激素冲击治疗，若效果不明显，可立即行眼眶减压手术挽救视力。中重度活动期患者首选糖皮质激素冲击治疗，如激素效果不佳可以使用二线治疗方案，如放疗、免疫抑制剂等，若症状得不到缓解甚至加重，应及时行眶减压手术改善视功能与突眼。而中重度静止期患者的治疗为序贯手术，先进行眼眶减压术，再行斜视矫正术，最后行眼睑退缩矫正术。轻度患者一般以随访观察为主，还可应用人工泪液、抗生素滴眼液或眼药膏等。不同严重程度的患者都应该戒烟，稳定甲状腺功能。

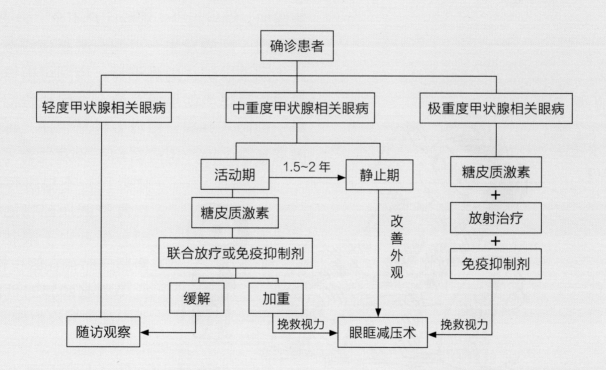

第三十一问 —— 甲状腺相关眼病的眼部对症治疗有哪些？

小桃，听说得了甲状腺相关眼病后，会有干眼症，还会有青光眼，该怎么治疗呀？

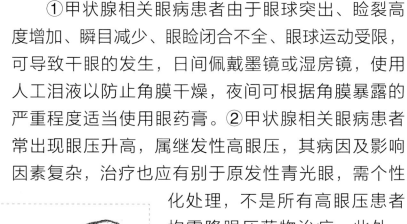

①甲状腺相关眼病患者由于眼球突出、睑裂高度增加、瞬目减少、眼睑闭合不全、眼球运动受限，可导致干眼的发生，日间佩戴墨镜或湿房镜，使用人工泪液以防止角膜干燥，夜间可根据角膜暴露的严重程度适当使用眼药膏。②甲状腺相关眼病患者常出现眼压升高，属继发性高眼压，其病因及影响因素复杂，治疗也应有别于原发性青光眼，需个性化处理，不是所有高眼压患者均需降眼压药物治疗。此外，部分患者由于限制性斜视，测量眼压时存在眼位性眼压升高，此类患者的暂时性眼压升高不会引起视神经损伤。

小桃，经过激素冲击治疗后，我觉得我的突眼症状好多了！眼睛没有以前那么红肿，眼球转动也更加轻松了，可眼球还是比正常时突出，这是怎么回事呀？

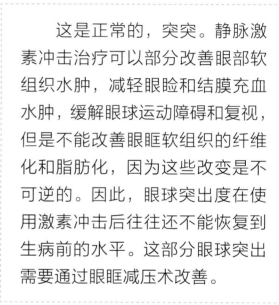

这是正常的，突突。静脉激素冲击治疗可以部分改善眼部软组织水肿，减轻眼睑和结膜充血水肿，缓解眼球运动障碍和复视，但是不能改善眼眶软组织的纤维化和脂肪化，因为这些改变是不可逆的。因此，眼球突出度在使用激素冲击后往往还不能恢复到生病前的水平。这部分眼球突出需要通过眼眶减压术改善。

小桃，激素治疗的用药方式有哪几种？

（1）口服给药。长期口服激素治疗不良反应多发，治疗甲状腺相关眼病疗效有限。目前，临床不主张首选口服给药。目前，临床上常将小剂量口服激素与放射治疗或免疫抑制剂等联合应用，起到辅助性的抗炎治疗效果。

（2）静脉给药。静脉激素给药治疗甲状腺相关眼病的疗效明显优于口服激素，不良反应小，患者耐受性好。2021年，欧洲 GO 专家组（EUGOGO）指南推荐甲状腺相关眼病患者首选静脉糖皮质激素治疗。

（3）局部给药。激素局部治疗多采用球旁注射，常用药物为曲安奈德，适用于轻度活动期患者，临床应用较为局限。

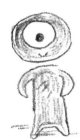

第三十四问 —— 如果激素治疗出现不良反应怎么办？

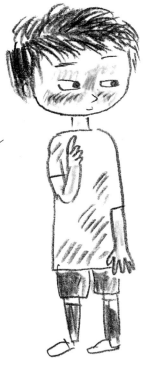

小桃，医生说我需要使用激素冲击疗法，但是我听说激素会有很多不良反应。

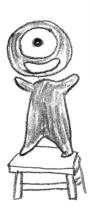

　　长期或大量应用糖皮质激素治疗可能会出现肝肾损伤、血糖异常、血脂异常、血压异常、血钾降低及尿钙增加等不良反应。因此，甲状腺相关眼病在应用激素治疗时需要严格掌握适应证，合并有消化道溃疡、活动性肝炎等疾病的患者不建议使用激素冲击治疗，用药过程也需要严密监测各项生理指标。例如，眼压、肝功能、肾功能、血常规、电解质、血糖及血压等。

激素可能发生的不良反应

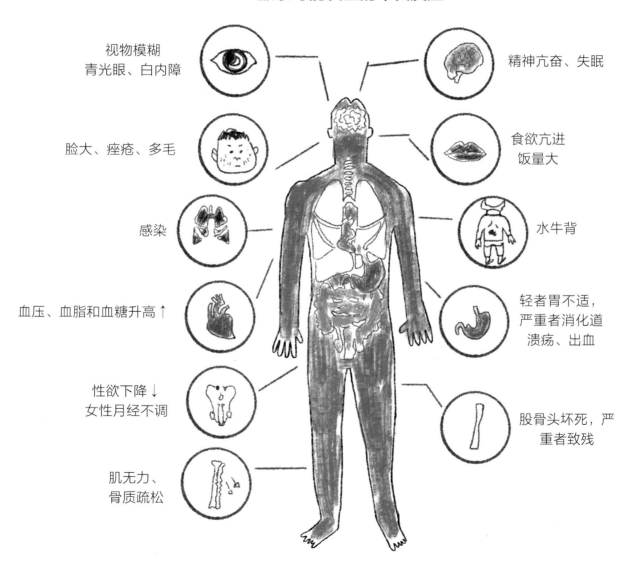

视物模糊
青光眼、白内障

脸大、痤疮、多毛

感染

血压、血脂和血糖升高↑

性欲下降↓
女性月经不调

肌无力、
骨质疏松

精神亢奋、失眠

食欲亢进
饭量大

水牛背

轻者胃不适，
严重者消化道
溃疡、出血

股骨头坏死，严
重者致残

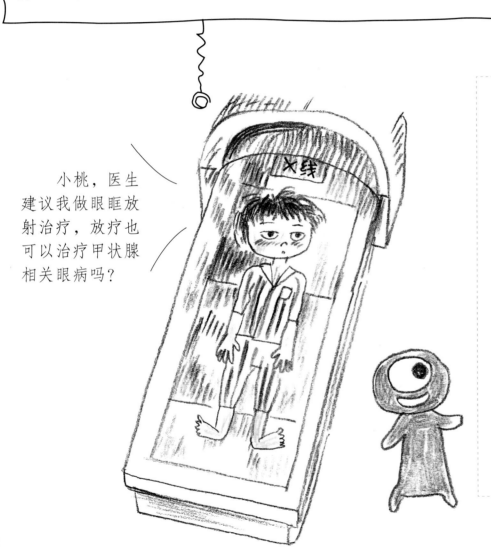

小桃，医生建议我做眼眶放射治疗，放疗也可以治疗甲状腺相关眼病吗？

眼部放射治疗是中重度活动期甲状腺相关眼病常用的有效治疗方法之一。活动期甲状腺相关眼病患者眼眶组织中有大量淋巴细胞浸润，淋巴细胞刺激眼球后，软组织中的成纤维细胞增殖纤维化，使糖胺聚糖合成增多，从而引发甲状腺相关眼病的症状和体征。放射治疗可以杀伤对放射线敏感的 T 细胞，从而减少细胞因子的释放与细胞外间质的沉积，减缓眼眶炎症反应，达到改善眼球突出、软组织红肿、眼球运动障碍等症状的治疗效果。特别是对于糖皮质激素冲击治疗不敏感的患者，常采用放疗作为二线治疗方案。

第三十六问——眼眶放射治疗的疗程需要多久？

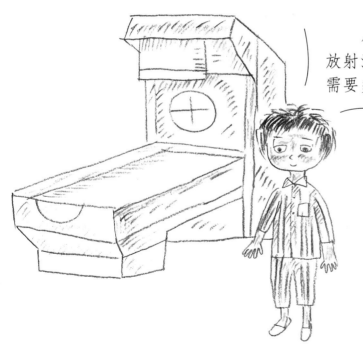

小桃，眼眶放射治疗的疗程需要多久呀？

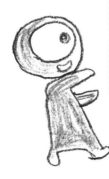

一般采用总剂量为 20 Gy 的眼眶放射治疗方案，常用的疗程有每次 2 Gy，每天一次，一共 10 次的方案；也有每次 1 Gy，照射 20 次的方案。

第三十七问 —— 眼眶放射治疗会有哪些不良反应？

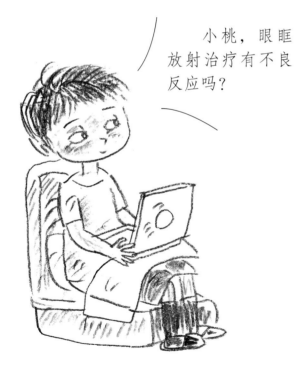

小桃，眼眶放射治疗有不良反应吗？

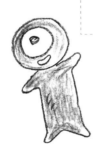

甲状腺相关眼病使用的放射治疗剂量很低，经研究表明安全性比较高，并发症发生的概率也较小。可能出现的并发症有：放射性白内障、一过性局部水肿加重、放射野皮肤反应及毛发脱落等。

第三十八问——什么是免疫抑制剂？对治疗甲状腺相关眼病有什么作用？

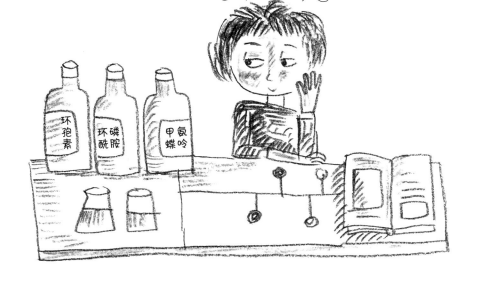

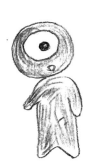

甲状腺相关眼病为自身免疫性疾病，应用免疫抑制剂在一定程度上可以抑制自身免疫功能，从而对眼病的发展起到抑制作用。

常用的免疫抑制剂包括两大类。

第一类是传统免疫抑制：包括吗替麦考酚酯、环孢素、甲氨蝶呤和硫唑嘌呤等。

第二类是新型"免疫抑制剂"，即"生物制剂"，生物制剂又称为靶向药物，是新兴的对因治疗方法。国际上多项高证据等级的多中心研究发现替妥木单抗、利妥昔单抗和托珠单抗等生物制剂对甲状腺相关眼病治疗有效，是非常有前景的药物。

第三十九问——免疫抑制剂会有哪些不良反应？

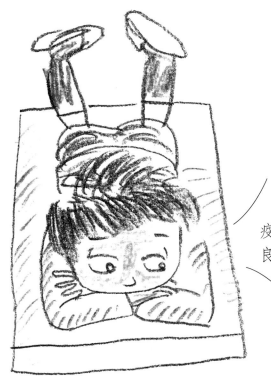

小桃，那免疫抑制剂会有不良反应吗？

免疫抑制剂的应用剂量较小，发生不良反应的可能性也较小。环孢素可造成胃肠道反应，牙龈增生伴出血、疼痛，肾毒性，高血压等。环磷酰胺可导致骨髓抑制、胃肠道反应、泌尿道反应等。甲氨蝶呤的不良反应包括口腔炎、一过性恶心等胃肠道反应、肝肾损伤及脱发等。

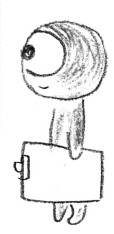

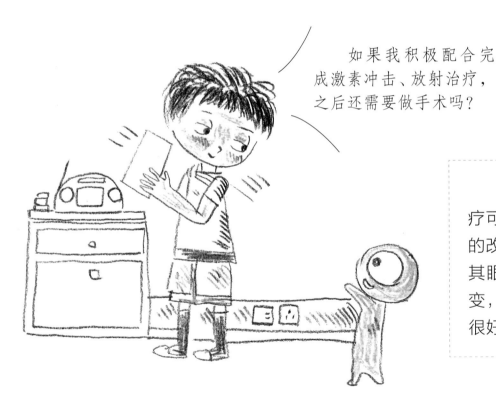

如果我积极配合完成激素冲击、放射治疗，之后还需要做手术吗？

　　活动期使用激素类药物及放射治疗可以减轻球后的水肿，对眼球突出的改善并不明显；而对于静止期患者，其眼外肌和提上睑肌已产生纤维化病变，此时药物治疗及放射治疗起不到很好的疗效，需要手术治疗。

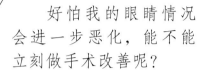

好怕我的眼睛情况
会进一步恶化，能不能
立刻做手术改善呢？

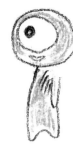

那我还是先
配合治疗，等静
止期再手术吧！

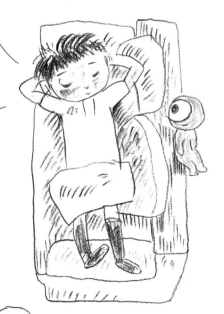

手术主要是针对两类患者：一是极重度患者，用于解除视神经压迫，挽救视力及改善角膜暴露情况；二是静止期患者，在病情稳定后解决患者复视及外观改变的问题。在活动期病情不稳定，有进一步发展的可能，过早手术可能会导致欠矫或过矫。因此，不是做手术的最佳时期。

第四十一问——甲状腺相关眼病的手术分为哪几个阶段？

如果到了静止期，要做什么手术呢？

甲状腺相关眼病患者通常需要采用一种以上的手术治疗，根据每个患者不同的情况来制订个性化的手术方案。

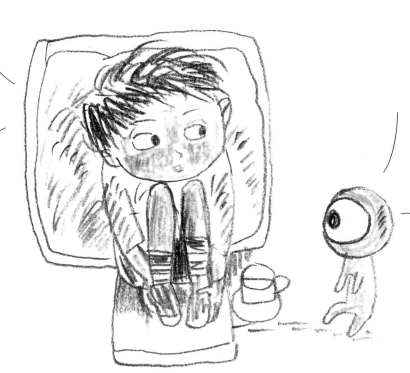

那有些什么手术，分别针对什么情况呢？

是这样啊，那我明白啦。

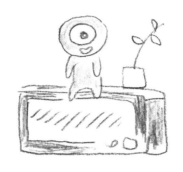

手术方案通常分为 3 个阶段：

第 1 阶段，行眼眶减压术以减轻眼球突出，缓解视神经受压。

第 2 阶段，斜视矫正术，改善眼球运动和减轻复视。

第 3 阶段，眼睑退缩矫正术，以矫正眼睑退缩，缓解干眼和改善外观。

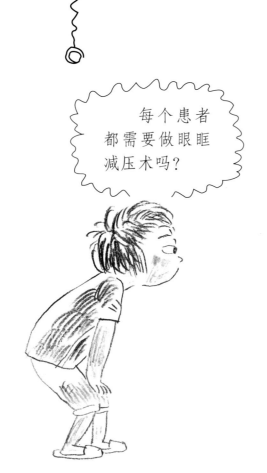

每个患者都需要做眼眶减压术吗？

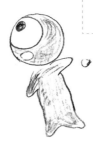

不是哦，对于那些眼球突出不明显或是对外观要求不高的患者，也可以绕过眼眶减压术，只进行斜视矫正术及眼睑退缩术。

那么，在什么情况下需要做眼眶减压术呢？

以下情况需要做眼眶减压术：

（1）极重度活动期患者，出现压迫性视神经病变，且保守治疗无效者。

（2）极重度活动期患者，出现暴露性角膜炎、角膜溃疡，甚至角膜穿孔，且保守治疗无效者。

（3）中重度和轻度静止期患者，为了矫正眼球突出度、恢复眼部外观者。

什么时候做手术比较好呢？

除了极重度患者挽救视力及减轻眼表暴露时需紧急手术外，手术均应在病情稳定6个月以上施行。

那我等情况稳定以后再看是不是有手术的必要吧！

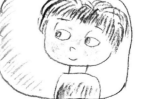

075

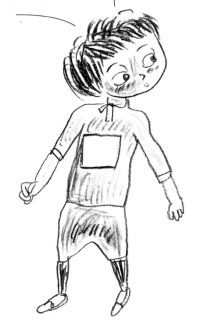

做眼眶减压术的目的是什么呢？

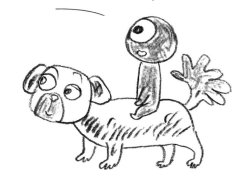

眼眶减压术可以让眼球回退。

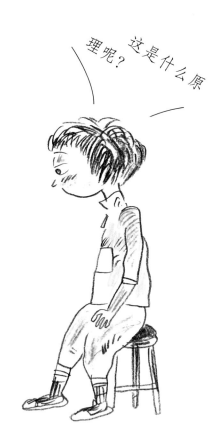

这是什么原理呢？

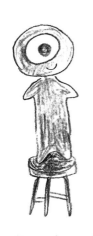

那么做完眼眶减压术是不是能回退到正常的突眼度呢？

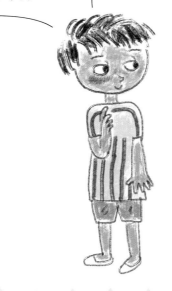

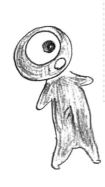

医生会根据你的眼球突出度及球后的情况来决定手术的范围，一般可以回退到正常的突眼度。

手术后眼球回退的原理：

　　眼眶脂肪减压术可以从球后方取出增多的脂肪，增加球后容积；眼眶骨壁减压术通过破坏骨壁，使增多的球后组织进入邻近的空间，眼眶后的空间变大，可以容纳增厚的眼外肌。因此，眼眶减压术可使眼球后退，还可以降低眼眶内的压力。

第四十四问——眼眶减压术的种类有哪些？

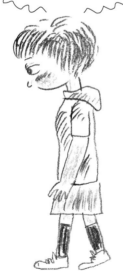

眼眶减压术的种类有哪些？

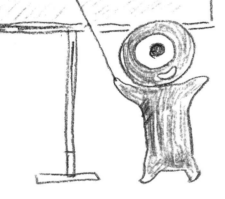

眼眶减压术分为眼眶脂肪减压术和眼眶骨壁减压术（去除单侧或多侧眼眶壁）两种。

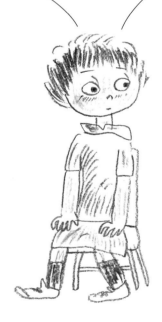

这两种有什么区别呢？

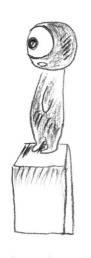

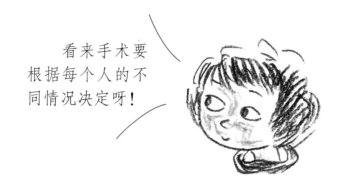

看来手术要根据每个人的不同情况决定呀!

当患者眼部病情进入稳定期,球后组织以脂肪增殖为主,眼外肌增粗不显著,可以考虑行眼眶脂肪减压术。当球后组织以眼外肌增粗为主,脂肪增殖不显著,可以考虑行眼眶骨壁减压术。脂肪减压适合眼球突出度较小,眶脂较多的患者,而眼眶骨壁减压术减压的范围更大,能释放更多的球后空间,更适合眼球突出程度较大、球后较拥挤的患者。

第四十五问——眼眶减压术的风险大吗？

眼眶减压术，特别是骨壁减压，要把骨头去掉，好恐怖啊！

虽然眼眶减压术是个大手术，会对眼眶壁进行人为的有限破坏，但总体而言还是较为安全的。

那你能给我讲讲手术风险吗？

相较于骨壁减压术，脂肪减压术的创伤性小，风险低，术后新发复视的概率很小。

骨壁减压后可能会引起新发复视，极少数患者会有视力下降。随着手术方式的改进和手术技巧的提高，手术安全性比过去有一定的提高，现在国内有医院创新研发了内镜导航系统，可以在术前精确设计手术方案、术中实时监控，很大程度上提高了手术的安全性。

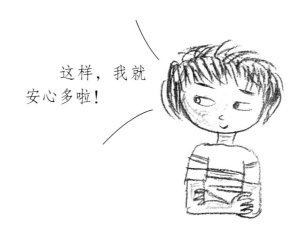

这样，我就安心多啦！

第四十六问——可以一次进行双眼眼眶减压术吗？

我的两只眼睛都突了，可不可以双眼一起做眼眶减压术呀？

眼眶骨壁减压通常来说需要双眼分开手术，而眼眶脂肪减压，可经医生测量及评估后，判断是否可双眼同时进行手术。

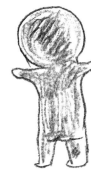

为什么呢？

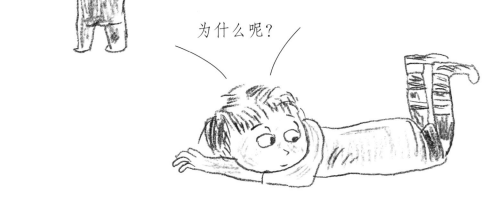

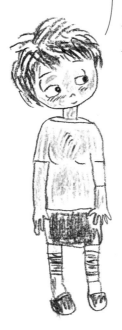

看来我不能心急，还是分两次手术更安全！

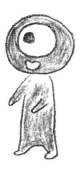

　　眼眶骨壁减压术时间较长，也需要更长的恢复期，分期手术可以更好地规避风险。而脂肪减压术创伤小，恢复期短，风险较低，可以在评估过后双眼一起手术，减少患者二次手术的麻烦。

我已经准备做眼眶减压术啦！需要住院多久呀？

太好啦！一般住院 3~5 天就可以出院啦！

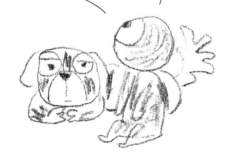

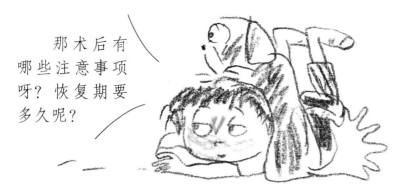

那术后有哪些注意事项呀？恢复期要多久呢？

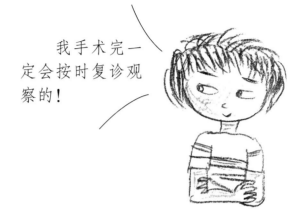

我手术完一定会按时复诊观察的！

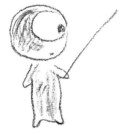

术后第一天换药，按时用滴眼液滴眼，每日清洁伤口，一周后拆除缝线。饮食上避免辛辣食物，戒烟（包括二手烟和三手烟）、戒酒。一般术后一个月需要复查眼眶 CT。患者需按医生要求，按时复诊评估手术及恢复情况，如有不适尽快就诊，内分泌科也依然要定时随访甲状腺功能等指标。恢复期因人而异，手术范围越大恢复期越久，整个恢复期一般需要 3~6 个月。

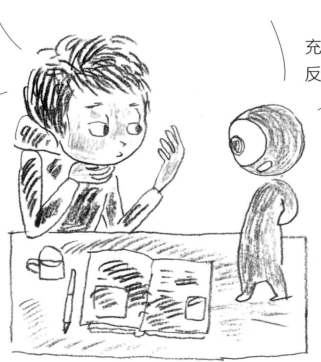

我做完眼眶减压术啦，但我的眼睛好像还是红红肿肿的。

你那是眼睑红肿，结膜充血水肿，属于常见的术后反应，不用担心。

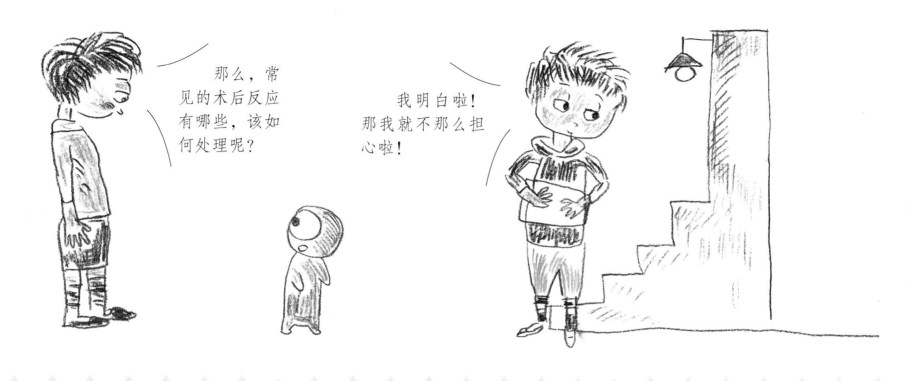

眼眶减压术后可能出现结膜充血水肿、异物感，需使用滴眼液、眼药膏等缓解症状；有些患者结膜反应比较严重，有时会有一块红红的组织脱出睑裂，一般按时使用滴眼液、眼药膏，2 周左右就能缓解，如果长期不消退，可以来医院做一些简单的治疗；可能会出现眼眶局部的红肿疼痛，特别是在切口部位，为正常反应，一般 1~3 个月可消肿；颜面部可能会出现局部的麻木症状，一般 3~6 个月后会慢慢好转。

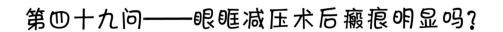

第四十九问——眼眶减压术后瘢痕明显吗？

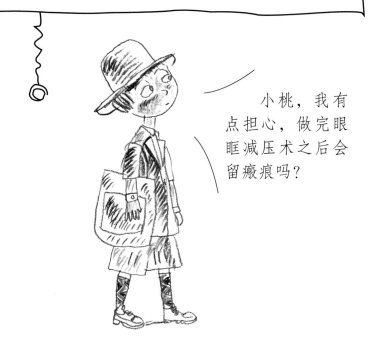

小桃，我有点担心，做完眼眶减压术之后会留瘢痕吗？

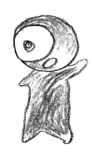

　　这个根据手术方式的不同而不同。眼眶脂肪减压术一般是结膜入路，颜面部不留瘢痕；对于眼眶骨壁减压术而言，内侧壁及下壁的减压也可以行结膜入路而不留瘢痕，外侧壁减压也会选择美容切口，将手术瘢痕隐藏在双眼皮皱褶或者外眼角的皮肤皱褶中。

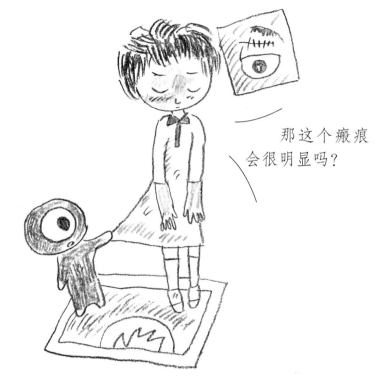

那这个瘢痕会很明显吗？

若存在瘢痕体质会有瘢痕增生，使瘢痕较为明显。一般在无瘢痕体质的情况下，切口按着皮纹切开，不会留下明显的瘢痕。

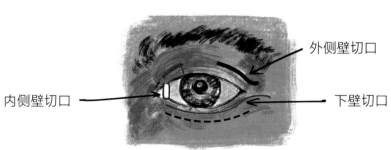

外侧壁切口

内侧壁切口

下壁切口

第五十问——眼眶减压术后眼球突出会复发吗？

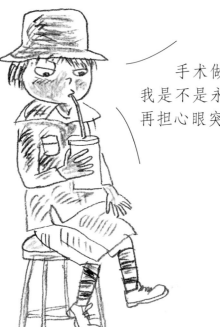

手术做完了，我是不是永远不用再担心眼突了呢？

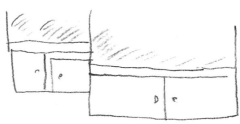

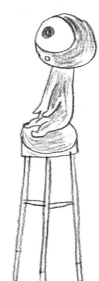

不是哦，即便完成了手术，也还是可能会复发眼突的。

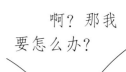

啊？那我要怎么办？

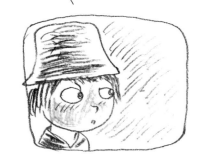

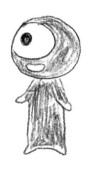

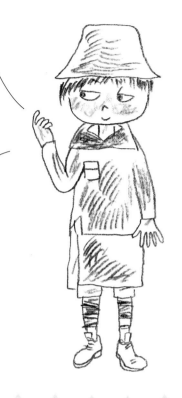

看来手术之后还是需要定期到眼科和内分泌科随访，避免这类情况发生呢！

眼突会不会复发取决于很多因素。首先，如果你是因为在活动期时产生了视神经的压迫或角膜的过度暴露，因而急诊手术，那么你依然是处于活动期的患者，你的眼球突出度可能随着疾病的进一步发展而增加。一般情况下，进入静止期后手术的患者很少出现眼球的再次突出，但后续出现甲状腺功能波动，或因为甲状腺功能控制不佳而行放射性碘治疗的患者，还是可能发生眼球突出复发的情况。

第五十一问——眼眶减压术后复视加重怎么办？

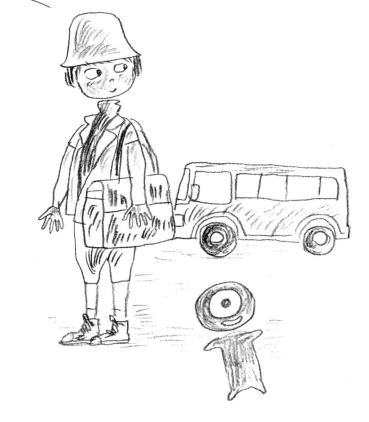

为什么会这样呀！那我该怎么办？

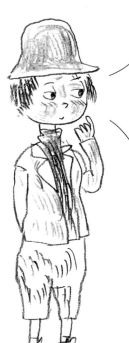

怎么办？小桃，做完手术后我感觉自己的视物重影又加重了！

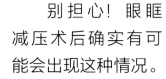

别担心！眼眶减压术后确实有可能会出现这种情况。

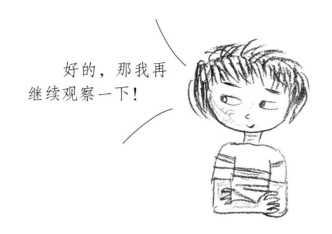

好的，那我再继续观察一下！

　　眼眶减压术后，眼眶与眼球的相对位置会发生变化，有时会出现眼球的移位和眼肌运动的改变，会有斜视及复视加重的情况或出现新发的复视。由于脂肪减压术释放的眼眶容积较小，对于眼球位置等的改变也较小，因此，出现新发复视的概率很低。如果发生复视，也不用担心，等双眼的眼眶减压术都完成并且恢复后，大多数复视会消除，如果仍然有复视，可进行斜视矫正术。

第五十二问——如何矫正眼球运动障碍和复视？

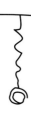

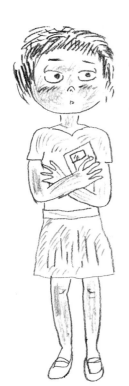

我的眼球转动不灵活，看好几个方向的时候会出现双影，下楼梯、开车都不行！

我已经观察半年了，一直都这样，没有好转的迹象。

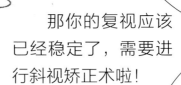

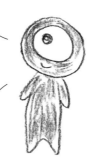

这是因为你有复视，这样的情况持续多久啦？

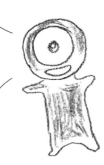

那你的复视应该已经稳定了，需要进行斜视矫正术啦！

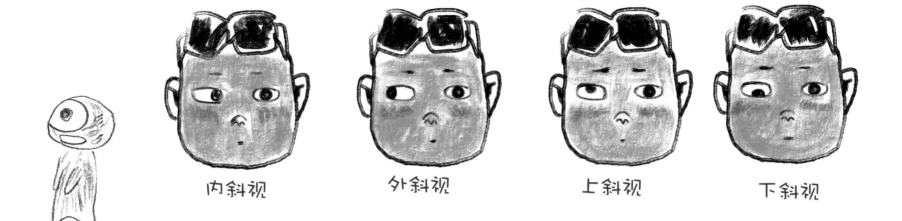

内斜视　　　　　外斜视　　　　　上斜视　　　　　下斜视

斜视矫正术的目的是为了矫正眼位，尽可能地扩大双眼单视的范围。手术应在甲状腺功能稳定、眼部炎症反应基本消失、眼部症状不再进展时进行。过早手术会增加再次手术的风险。一般需稳定至少 6 个月，如果生活工作受影响过大的患者可考虑在复视稳定后 1~2 个月进行。眼肌后退术是最常采用的手术方式，多数患者一次手术可获得较好的效果，斜视严重的患者或病情复发的患者需要再次手术。

第五十三问——眼睑退缩有哪些治疗方法？

小桃，为什么我做完眼眶减压术，眼睛看起来还是突出呢？

那是因为虽然你的突眼度恢复正常了，但是你的眼睑退缩，造成视觉上的错觉啦！

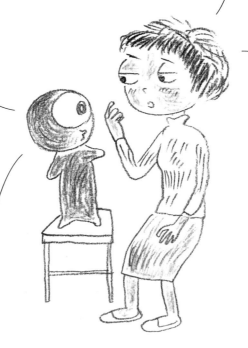

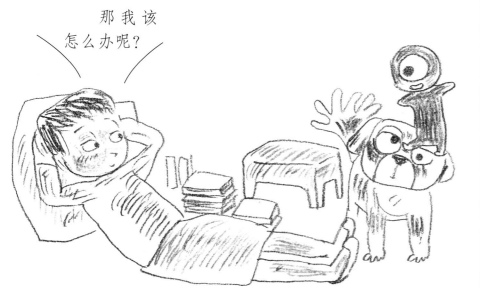

那我该怎么办呢？

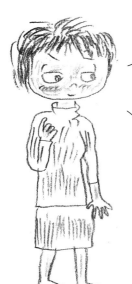

原来是这样的！看来我要解决眼睑退缩的问题啦！

当存在眼睑退缩时，可以考虑药物治疗和手术治疗。药物治疗包括早期应用局部眶周注射糖皮质激素和眼局部注射肉毒杆菌毒素，静止期和保守治疗效果不好的患者适宜行眼睑退缩矫正术。手术不但可以改善患者的容貌，而且还可以保护角膜和视力，提高患者的生活质量。

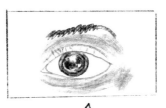
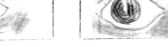
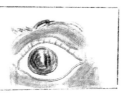
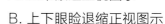
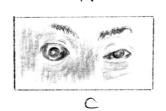
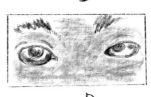

甲状腺相关眼病体征——眼睑退缩

A. 正常眼睑正视图示

B. 上下眼睑退缩正视图示

C. 甲状腺相关眼病患者右眼上睑退缩

D. 甲状腺相关眼病患者双眼下睑退缩

第五十四问——眼睑退缩矫正术的恢复时间需要多久?

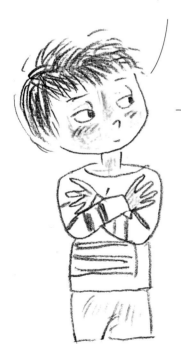

小桃,为什么我做完眼睑矫正术后发现眼睛比原来小了?

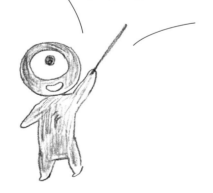

不必担心,通常在做眼睑退缩矫正术时会过矫一些。

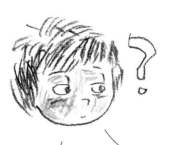

那我的眼睛还能恢复到正常大小吗?恢复期需要多久?

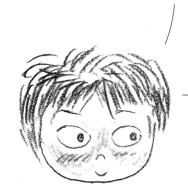

好的，那我再耐心等待 6 个月，度过恢复期！

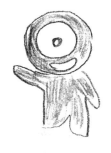

　　眼睑退缩矫正术通常会采取过矫的手法，来预留术后由于上睑提肌的牵拉导致的眼睑退缩，同时由于术后上睑切口部位的肿胀，会显得上睑更加下垂，经过 3~6 个月的恢复期，上睑会渐渐消肿，也会由于肌肉的牵拉而上提，从而恢复到正常的眼裂大小。

第五十五问——眼睑退缩经手术治疗后会复发吗？

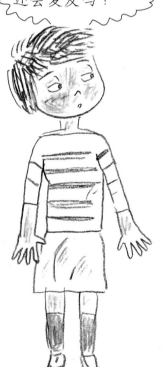

做完眼睑退缩矫正术以后，还会复发吗？

你是处于静止期稳定之后做的手术，一般情况下是不会再出现眼睑退缩的。

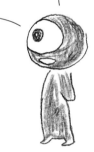

那么，在什么情况下会导致复发呢？

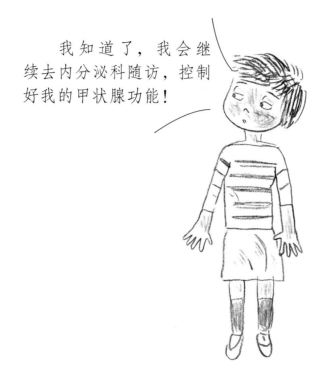

我知道了，我会继续去内分泌科随访，控制好我的甲状腺功能！

一般对于静止期甲状腺相关眼病患者，眼眶退缩矫正术后很少出现眼睑再次退缩。如果术后患者的甲状腺功能控制不佳，有可能会导致眼睑再次退缩。所以，患者术后应定期复查甲状腺激素水平，并需长期控制甲状腺功能稳定。

第五十六问——是否可以先做斜视矫正术，再做眼眶减压术？

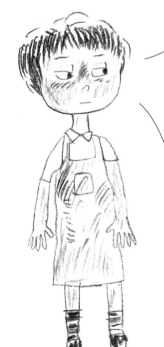

相较于眼球突出，斜视、重影让我更难受。

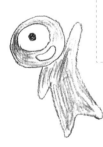

确实，严重的复视会使你的生活不便，斜视会影响你的外观，两者会让你的生活质量急剧下降。

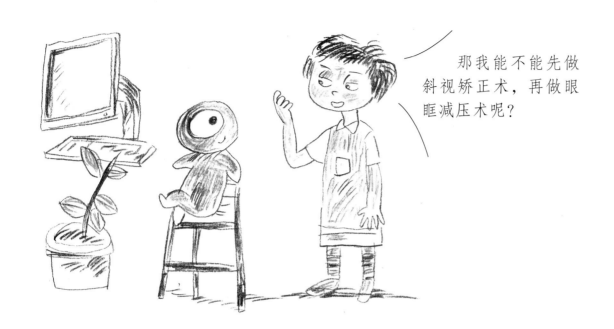

那我能不能先做斜视矫正术，再做眼眶减压术呢？

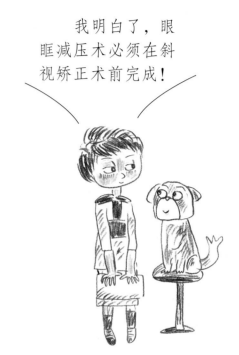

我明白了，眼眶减压术必须在斜视矫正术前完成！

甲状腺相关眼病患者大多需要做一种以上的手术治疗。眼眶减压术后眼眶与眼球的相对位置会发生变化，有时会出现眼球的移位和眼肌运动的改变，可能会出现有斜视及复视加重的情况。因此，如果先做斜视矫正术，再做眼眶减压术，会大大增加二次斜视手术的概率。

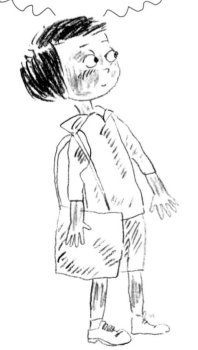

眼睑退缩让我的眼睛看起来更突了，我的眼睛也干干的，很不舒服。

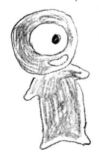

眼睑退缩使你眼球表面的暴露增加，会引起眼干，甚至出现角膜损伤。

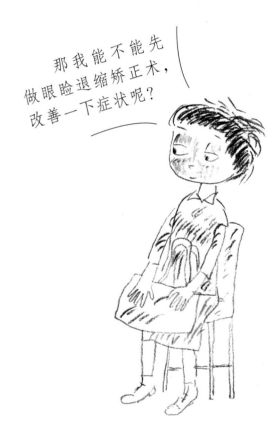

那我能不能先做眼睑退缩矫正术，改善一下症状呢？

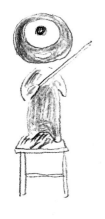

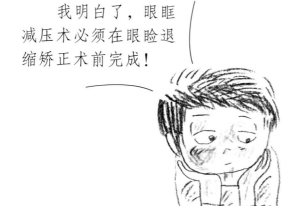

我明白了，眼眶减压术必须在眼睑退缩矫正术前完成！

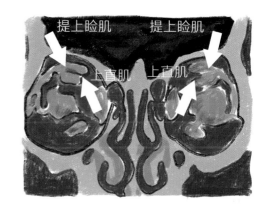

　　眼睑退缩的发生有很多方面的原因，其中眼球突出和提上睑肌-上直肌复合体（引起眼睑退缩的肌肉）的增粗是主要原因。眼眶减压术后眼眶与眼球的相对位置会发生变化，使眼球有一些回退，从而在一定程度上改善眼睑退缩的情况。因此，在眼眶减压术后，眼睑退缩会有好转，特别是提上睑肌复合体增粗不明显，而眼睑退缩显著的患者。所以一般来说，手术的顺序是先做眼眶减压术，再做眼睑退缩矫正术。

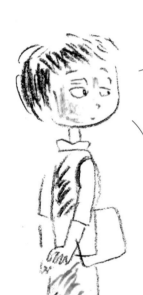

小桃，我已经做好眼眶减压术了，但现在我的眼睛还是有露白，看东西依然有重影。

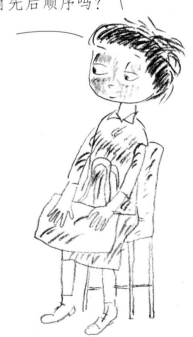

这两种手术有先后顺序吗？

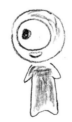

那你还需要做斜视矫正术和眼睑退缩矫正术。

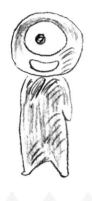

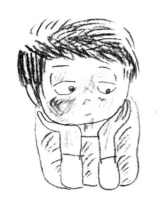

那我先去做斜视矫正术，再根据眼睑退缩的情况决定是否需要手术吧！

　　眼睑矫正术需在斜视矫正术后进行，需要先行斜视矫正术，因为矫正斜视，尤其是上斜视和下斜视的手术会影响到上、下眼睑的位置；在完成斜视矫正术后，会影响眼睑退缩的程度。因此，需要最后做眼睑的各种矫正手术，包括眼睑退缩矫正术及眼睑成形术等。

第五十九问——甲状腺相关眼病患者出现倒睫应该如何治疗？

小桃，自从得了甲状腺相关眼病，我发现睫毛开始往眼睛里长，弄得我好难受。

眼球的突出可能会造成眼睑内翻，导致本应向前生长的睫毛向内生长，接触眼球，引起异物感，甚至角膜损伤。

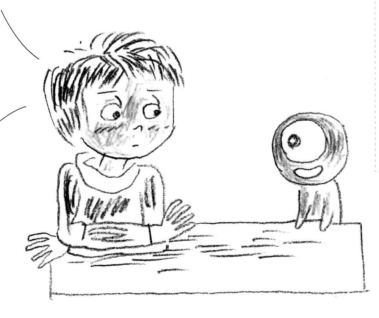

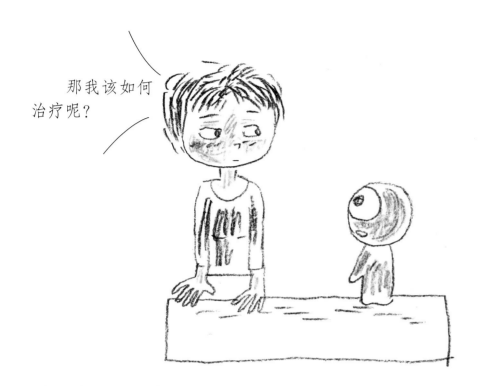

那我该如何治疗呢？

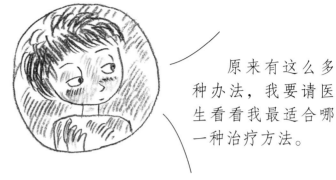

原来有这么多种办法，我要请医生看看我最适合哪一种治疗方法。

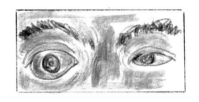

引起倒睫的原因可能是眼球突出导致的睑缘内翻。因此，在做眼眶减压术后，倒睫可能会有所改善。如若手术后仍然倒睫，可根据情况选择拔除倒睫（在倒睫数量较少时较常选择，但不能根治）；或者电解倒睫术破坏相应的毛囊；或者通过手术来根治。

小桃，我已经做了眼眶减压术、斜视矫正术及眼睑退缩矫正术，以后我还要定期检查吗？

你能和我大概说说定期复查的项目吗？

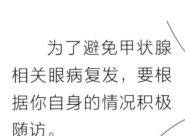

为了避免甲状腺相关眼病复发，要根据你自身的情况积极随访。

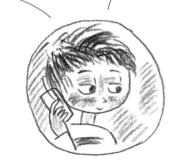

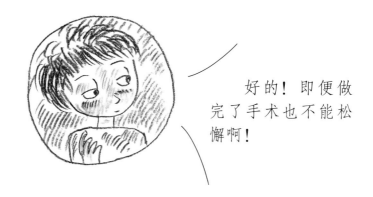

好的！即便做完了手术也不能松懈啊！

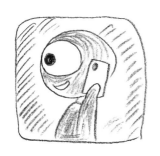

　　甲状腺相关眼病术后，为了避免甲状腺功能波动引起的眼病复发，还需要定期进行甲状腺功能的检测，在甲状腺功能产生波动时及时控制。此外，还需定期到眼科测量眼球突出度，进行视力及眼压的检查，如果怀疑自己出现视物重影，需加做眼肌的检查，视力下降时还需进行眼底的检查。

我看到有的患者由于病情太严重，很早就进行了眼眶减压术。

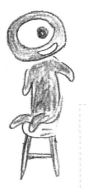

是的，如果视神经压迫导致视力快速下降及眼球暴露过多引起角膜损伤时，需尽快做眼眶减压术挽救视力，保护角膜。

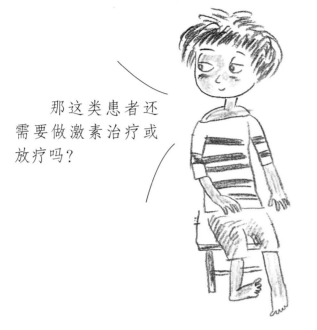

那这类患者还需要做激素治疗或放疗吗？

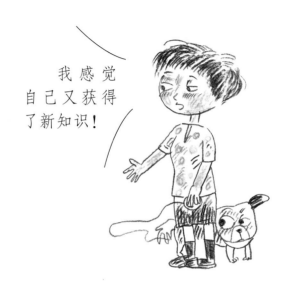

我感觉自己又获得了新知识！

一般在病情稳定 6 个月以上才可以手术治疗。但因进展性的视神经病变和角膜病变紧急手术的患者，若术后仍然处于活动期，需根据活动期的治疗原则，给予激素治疗、免疫药物治疗或局部放射治疗，以控制病情的发展。

第六十二问——甲状腺相关眼病患者在饮食上需要注意些什么?

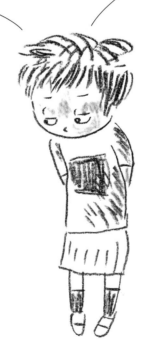

小桃，得了甲状腺相关眼病，在生活习惯上有什么需要注意的吗?

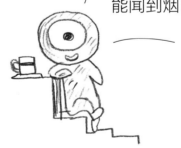

必须严格戒烟哦，也包括二手烟、三手烟，原则上是不能闻到烟味的。

那么，饮食上还有什么禁忌，有哪些食物对疾病恢复有利呢？

禁食辛辣、刺激的食物，少饮酒。对于碘的摄入要因人而异，甲状腺功能亢进者，应限制碘的摄入，忌吃含碘高的食物（如海带、紫菜和海鲜等），炒菜最好用无碘盐，慎用含碘药物（如胺碘酮）；甲状腺功能减退、无功能甲状腺结节和甲状腺癌患者可进食正常碘饮食；自身免疫甲状腺炎和有功能甲状腺结节的患者，则要适当限制碘的摄入。

硒补充治疗

硒对于治疗甲状腺相关眼病有一定的辅助作用。硒可以调节 T 细胞介导的自身免疫，可以降低甲状腺素的滴度水平。同时，硒对中和相关超氧化微环境也有重要影响。硒含量较高的食物有鱼类（青鱼、沙丁鱼等）、虾类等水产品，其次为动物的心、肾、肝。但动物内脏不能多吃，容易导致高血压、高血脂等疾病。蔬菜中含量较高的为黄花菜、荠菜、大蒜、蘑菇，还有豌豆、大白菜、南瓜、萝卜、韭菜、洋葱、蕃茄、莴苣等。另外，芝麻、麦芽、啤酒酵母、燕麦、大麦、禽蛋等也含有硒。

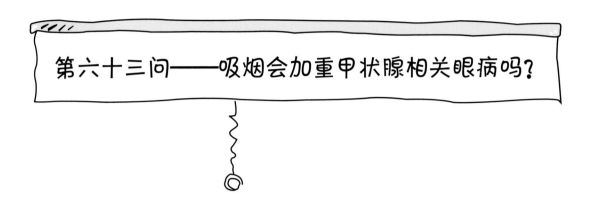

第六十三问——吸烟会加重甲状腺相关眼病吗？

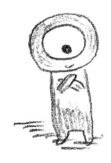

　　研究证明，吸烟是甲状腺相关眼病发生及发展的重要风险因素。目前，对于甲状腺相关眼病的病因及发病机制尚未完全研究清楚，但通过大量临床调查可以明确吸烟可使甲状腺相关眼病的发病风险增大 6~7 倍，并且促进病情发展，加速病情恶化，降低治疗效果。因此，甲状腺相关眼病的患者应严格戒烟。

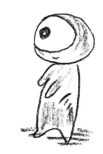

（1）睡眠时枕头垫高，缓解因静脉回流受阻造成的眶压增高，减轻眼部症状。

（2）避免用眼过度。

（3）眼部注意避光，外出遇强日光照射应佩戴墨镜，以减轻刺激症状。

（4）使用人工泪液滋润角膜，减轻干眼症状。

（5）出现角膜暴露时应立即就医，日间可佩戴湿房镜；睡眠时如果角膜暴露，应在睡前涂抗生素眼膏保护角膜，预防感染。

（6）规律生活，养成良好的作息习惯，保持良好和稳定的心态。

第六十五问——甲状腺相关眼病患者应该如何调整情绪和心态？

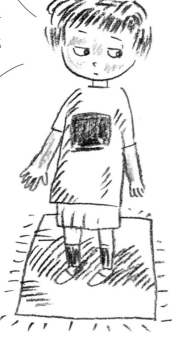

小桃，我每天都很焦虑，总觉得别人用异样的眼光在看我，怎么办？

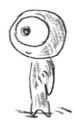

突突，你不要过度忧虑，甲状腺相关眼病伴有甲亢的患者常有交感兴奋及基础代谢率增高，可有紧张、失眠、焦虑、烦躁、震颤、心悸及心动过速等症状，这都是疾病的表现。心理和情绪状态与疾病的发展和康复密切相关。因此，你要放松心态，保持心情舒畅，不要过度在意容貌，正常参与工作、学习、生活；积极配合医生的治疗，及时随访，改善负性心理。

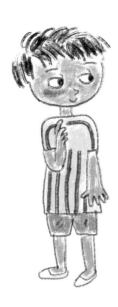
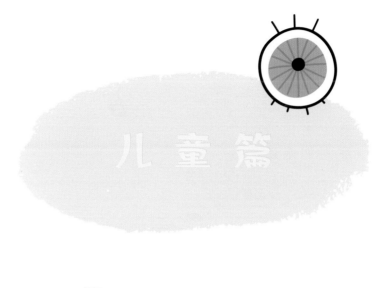

儿 童 篇

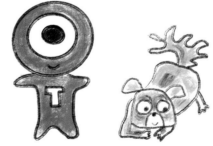

第六十六问——儿童会得甲状腺相关眼病吗？

为什么我家小小突的眼睛看上去比班上其他小朋友的眼睛大很多呀？

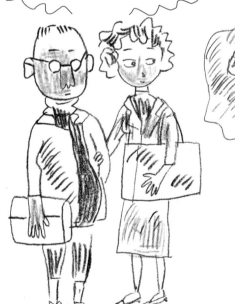

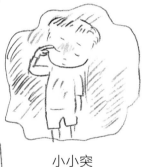

小小突

那是因为你家小小突可能得了甲状腺相关眼病，但儿童甲状腺相关眼病的发病率较成人低，儿童 Graves 病患者的数量仅占全部患者的 2.5%。

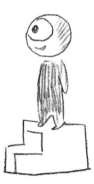

那儿童甲状腺相关眼病的好发年龄是几岁呢？

女孩 5~9 岁、10~14 岁和 15~19 岁年龄段的发病率（每 10 万人 / 年）分别为 3.5、1.8 和 3.3。男孩 5~9 岁、10~14 岁和 15~19 岁年龄段的发病率（每 10 万人 / 年）分别为 0、1.7 和 0。

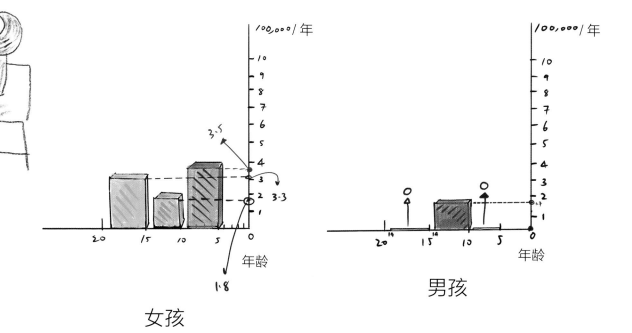

女孩

男孩

小小突也会像成人患者一样发展成严重病例吗?

儿童或青少年患甲状腺相关眼病的症状较成年人轻,通常表现为一定程度的眼睑退缩和轻度眼球突出,较少发生眼外肌受累、角膜溃疡和视神经病变等症状严重的甲状腺相关眼病。

患病后早期诊断及治疗十分重要，将疾病控制在较轻阶段甚至逆转使其痊愈尤为重要。关于儿童及青少年甲状腺相关眼病的治疗，以控制甲状腺功能为主，同时密切观察视力和眼部症状变化。考虑到患者眼球突出及眼睑退缩等症状可导致泪液蒸发过快，可采用人工泪液点眼，并随访观察。

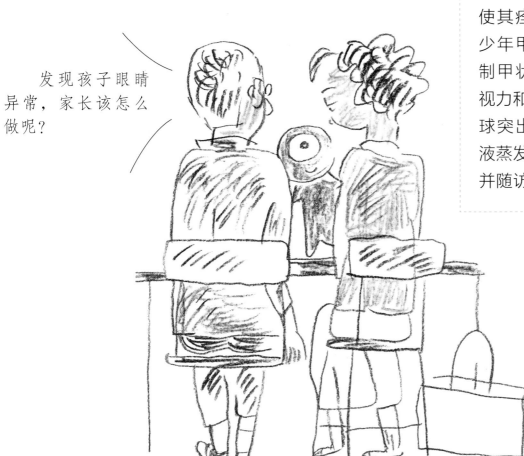

发现孩子眼睛异常，家长该怎么做呢？

第六十八问——儿童发病的严重程度为什么比成人轻？

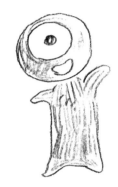

  儿童吸烟的比例远低于成年人，而随着年龄增长，接触烟草、烟雾的可能性增加，因而，青少年的发病率与成年人相近。所以，普遍认为儿童接触烟草、烟雾较少，这是儿童甲状腺相关眼病发病较轻的原因。

  与成年人相比，青春期前的患者发病较轻，限制性斜视较少发生。儿童患者更多的是眼眶脂肪的增生，而非眼外肌的水肿和纤维化。因此，儿童病例发病的严重程度较轻。

第六十九问——儿童得了甲状腺相关眼病视力发育会受影响吗？

　　儿童患甲状腺相关眼病时，较少累及视神经和眼外肌，一般仅表现为眼睑症状，但严重的眼睑退缩和眼球突出可导致眼睑闭合不全，一旦发生暴露性角膜炎，可危及视力。

第七十问——儿童得了甲状腺相关眼病心理发育会受影响吗？

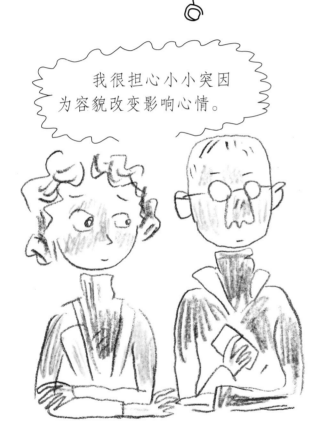

我很担心小小突因为容貌改变影响心情。

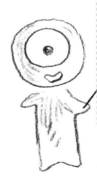

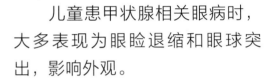

儿童患甲状腺相关眼病时，大多表现为眼睑退缩和眼球突出，影响外观。

小小突确实有可能会由于外观原因，导致自卑情绪。因此，家人和亲友更要正面引导，如症状较为严重也可寻求专业心理咨询师辅导。成年后则可以进行眼部手术恢复外观。

第七十一问——儿童甲状腺相关眼病患者如何治疗？

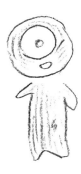

　　70%的轻度儿童患者可以进行随访，不需要治疗，仅控制甲状腺功能，在甲状腺相关眼病进展到中重度时，可以视情况采取一些治疗方式。尽量避免使用大剂量的糖皮质激素，长时间使用泼尼松可能会导致儿童体重增加、免疫抑制和生长障碍。通常也禁忌使用眼眶局部放疗。严重的患者可采用手术治疗。

听说激素的不良反应很大，小小突年纪还这么小，可以使用激素吗？

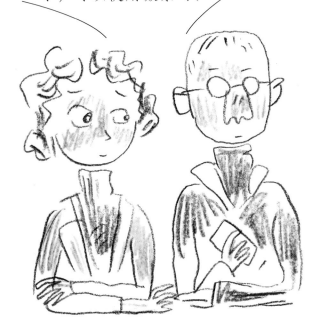

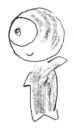

如果小小突的甲状腺相关眼病进展到中重度时，在医生的指导下，可以视病情的严重程度每日口服 5~20 mg 泼尼松。开始每天 20 mg，持续 4~6 周，通常预期会产生有益的效果，然后逐渐减量。注意，药物的种类和剂量必须由专业医生决定，并密切随访不良反应。

第七十三问——儿童患者可以使用眼眶放射治疗吗?

听说放射治疗的效果很好，我们家小小突可以使用吗?

儿童头颈部肿瘤如视网膜母细胞瘤、神经母细胞瘤及横纹肌肉瘤等可以进行放射治疗，从中获益。但研究数据表明接受放射治疗后的儿童长期生存期间，有 2/3 会患一种慢性并发症，一部分甚至危及生命。病情较重的儿童及青少年甲状腺相关眼病患者治疗时可以使用药物治疗和手术治疗，不推荐使用放射治疗。目前，关于这方面的研究较少，其效果及风险仍需进一步评估。

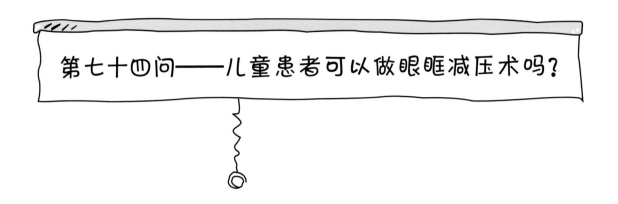

第七十四问——儿童患者可以做眼眶减压术吗?

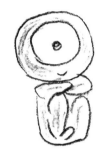

眼眶减压术一般不建议在 10 岁前进行,因为在 7 岁以前,儿童的眼眶会持续生长。甲状腺相关眼病在儿童群体中发生一般较轻,很少发生危及视力的视神经病变,仅有少数患者因暴露性角膜炎和严重的突眼需要手术,治疗前需与患者及其监护人充分沟通,并且要求进行手术治疗的患儿病情稳定 1 年以上。

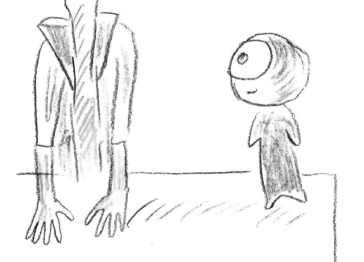

小小突经常揉眼睛、流眼泪是怎么回事？

小小突可能因眼睑内翻引起倒睫，倒睫长期接触角膜导致角膜损伤，可经医生面诊后，在全身麻醉或局部麻醉下实施睑内翻和倒睫矫正手术。

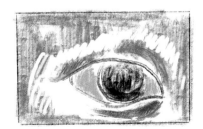

睑内翻伴倒睫

131

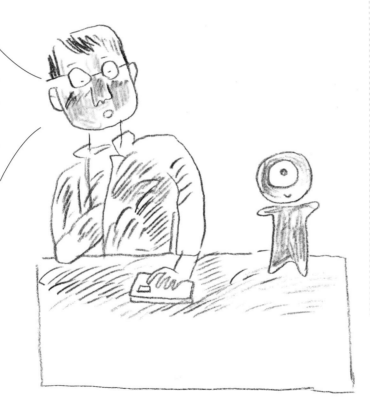

第七十六问——儿童患者在生活上需要注意些什么？

儿童患眼病后，父母在饮食、生活及卫生习惯方面需要注意些什么？

儿童及青少年期应避免二手烟，重视保护视力。

另外，适当补充维生素 D 对治疗儿童自身免疫性甲状腺疾病可起到积极的辅助作用。富含维生素 D 的食物有：鱼类、动物的肝脏、水果、蔬菜，包括三文鱼、虾、牛奶、猪肝、蘑菇、橙汁等。动物性食品（如蛋黄、脂肪高的海鱼和鱼卵及动物的内脏）是食品中天然维生素 D 的主要来源。蔬菜、谷物类及豆制品和水果含有少量的维生素 D，而瘦肉、坚果中只含有微量的维生素 D。

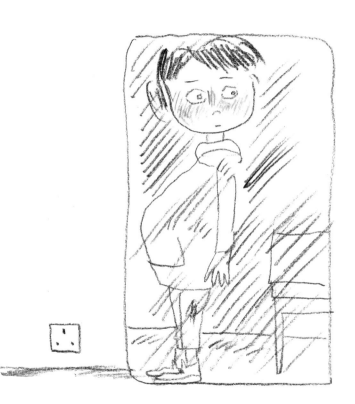
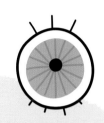
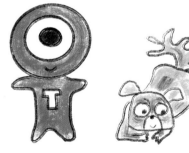

第七十七问——妊娠与甲状腺疾病发病有关吗？

我怀孕一个多月了，但是最近我感觉身体有些不适，不仅怕热容易出汗，还时常会出现心动过速和手抖的症状，这是正常的吗？

突突发现自己怀孕已有1月余，沉浸在将为人母的喜悦中。这一天，她来到医院进行产检。

你的血液检查报告查出 T_3、T_4、FT_3、FT_4 升高，同时伴有促甲状腺激素（TSH）下降，你这些症状应该是由甲状腺功能亢进引起的。

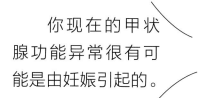

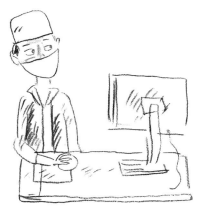

你现在的甲状腺功能异常很有可能是由妊娠引起的。

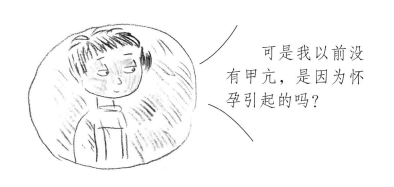

可是我以前没有甲亢，是因为怀孕引起的吗？

在妊娠前期，绒毛膜促性腺激素（hCG）分泌增加，通常在 8 ~ 10 周达到高峰，其具有促甲状腺作用，增多的甲状腺素抑制 TSH 的分泌，在妊娠早期可导致 hCG 相关性暂时性甲亢。在妊娠 10~12 周时，TSH 下降至最低。此后，随着 hCG 逐步下降，甲状腺功能可逐渐恢复正常。

同时，妊娠期机体对甲状腺激素、碘的需求增加。与非妊娠女性相比，碘富足地区妊娠女性的甲状腺体积可增加 10%，而碘缺乏地区则增加 20%~40%。妊娠期甲状腺激素（T_4 和 T_3）的分泌量增加 50%，此后碘需求量增加 50%。该生理变化可导致碘缺乏的女性在妊娠早期甲状腺功能正常，但妊娠晚期出现甲状腺功能减退。美国数据显示，0.3%~0.5% 的妊娠女性会发生甲状腺功能减退，2%~2.5% 患有亚临床甲减。甲减和亚临床甲减的发病率随患者年龄升高而增加，同时碘缺乏地区的人群发病率有升高趋势。

突突在医生的建议下，定期进行甲状腺功能随访，并口服药物治疗甲亢。慢慢地，她发现自己之前的症状消失了，取而代之的是食欲下降、怕冷，面部出现了水肿，尤其是眼睑部位肿胀得很厉害。

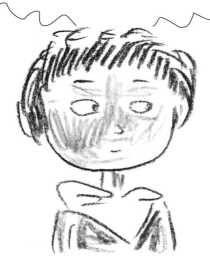

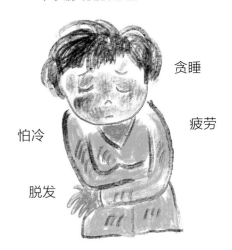

甲状腺功能减退症

贪睡

疲劳

怕冷

脱发

医生，请问我的甲亢变得严重了吗？我听朋友说用碘−131治疗可以治疗甲亢，我可以用碘−131治疗吗？

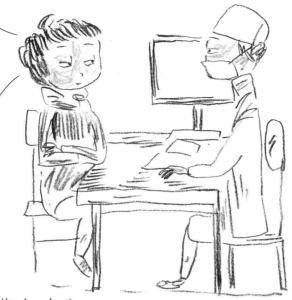

碘−131是放射性同位素，妊娠期间是不可以用放射性同位素进行诊断和治疗的。而且，你现在的症状结合血液检查报告来看，是甲亢服药后出现了甲状腺功能减退症（甲减），我们现在需要给你补充甲状腺素。

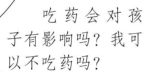

吃药会对孩子有影响吗？我可以不吃药吗？

甲状腺功能减退症必须要服药进行控制，因为甲减会对后代的神经智力发育造成损害，同时易引起早产、流产、低出生体重儿、死胎和妊娠期高血压等。甲状腺素（T_4）对胎儿脑发育至关重要，妊娠期首选左甲状腺素（LT_4）进行治疗。根据患者的耐受程度增加剂量，使血清中的 T_4 指标尽快达标。

第七十九问——妊娠与甲状腺相关眼病发病有关吗？

突突最近发现自己的眼睛明显变大了，开始畏光、流眼泪。眼睑也肿得厉害，睡觉时眼睛甚至无法闭合。

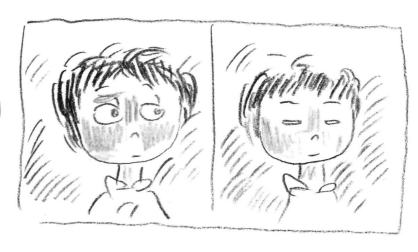

眼球突出，瞪眼　　　　　　眼睑闭合不全

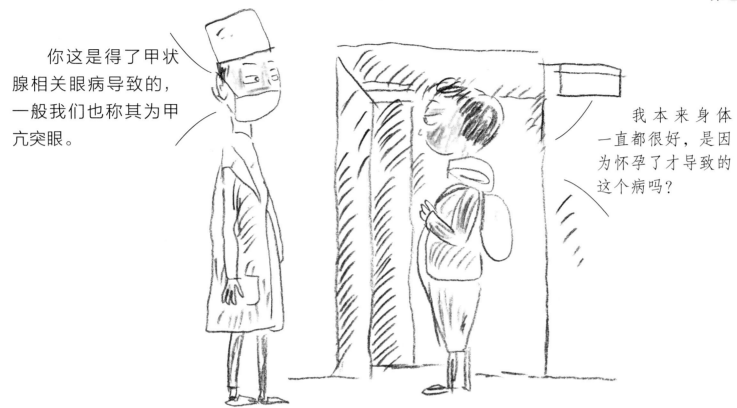

你这是得了甲状腺相关眼病导致的，一般我们也称其为甲亢突眼。

我本来身体一直都很好，是因为怀孕了才导致的这个病吗？

目前，并没有临床研究确切地证实妊娠与甲状腺相关眼病有关，但甲状腺相关眼病与系统性红斑狼疮（SLE）、类风湿关节炎（RA）等疾病一样，属于自身免疫性疾病，妊娠状态会使人体的自身免疫功能增强，从而导致自身免疫性疾病的发生发展。部分患者可能孕前并未有自身免疫疾病的临床表现，在孕期免疫功能增强后，出现部分临床表现，从而确诊疾病。

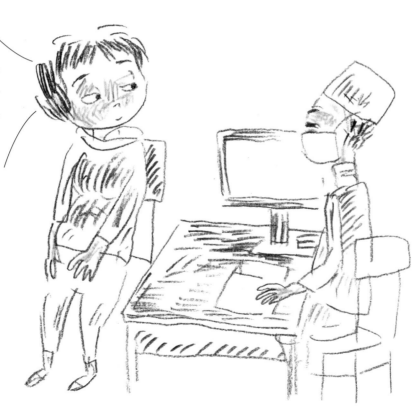

第八十问——妊娠期间治疗甲状腺相关眼病需要监测哪些指标？

我在妊娠期得了甲状腺相关眼病，之后还需要做些什么检查吗？

你需要服药控制甲状腺功能，并持续监测甲状腺功能，建议妊娠早期每 1~2 周检测一次 FT_4、FT_3、T_3、T_4 和 TSH。妊娠中、晚期每 2~4 周检测一次，甲状腺功能正常后每 4~6 周检测一次。如果促甲状腺激素受体抗体（TRAb）升高，需于妊娠中晚期再次检测血清 TRAb，以评估胎儿及新生儿监测的必要性。

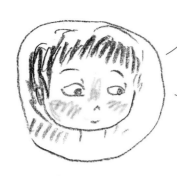

我的甲状腺功能一直控制不好，会对胎儿造成影响吗？我要做些什么检查吗？

甲状腺功能异常有可能影响到胎儿。例如：血液中TRAb阳性，可能会通过胎盘进入胎儿体内，造成胎儿先天性甲亢。你现在已经是妊娠中期了，需要监测胎儿心率，超声检查胎儿的甲状腺体积、生长发育情况和羊水量。

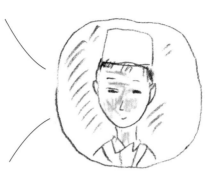

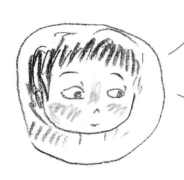

那我的眼睛需要做什么检查吗？

因为你的眼睑水肿得很厉害，闭合不全，建议去眼科看一看角膜的情况，以防发生暴露性角膜炎，同时按照眼科医生的指导做甲状腺相关眼病的检查。

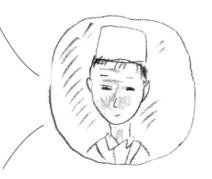

突突来到眼科看病,完善了眼科检查后咨询医生,这1个月来,眼睛明显变大了,眼皮有点肿,怕光还流眼泪。

结合你的病史和检查结果来看,你是甲状腺相关眼病。

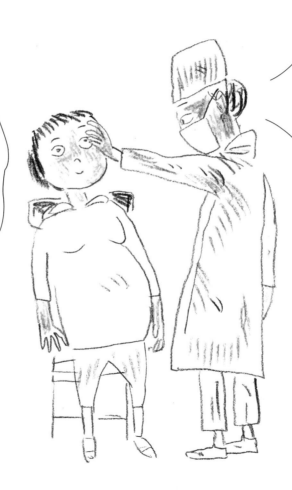

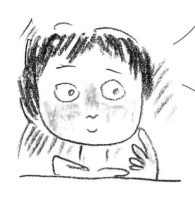

我现在怀孕了，能治疗甲状腺相关眼病吗？

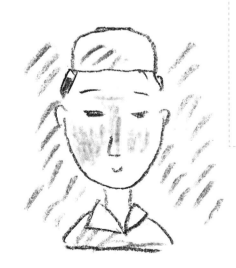

妊娠期间也需要治疗。你这是轻度的甲状腺相关眼病，眼部症状主要以随访和对症治疗为主，如眼部感到干涩，可滴滴眼液。同时，你需要严格控制甲状腺功能，如果是甲状腺功能减退的患者，还需服用甲状腺素，并定期复查甲状腺功能。

143

第八十二问——妊娠期甲状腺相关眼病如何选择治疗方案？

　　孕期所有的药物都需要在专业医生的指导下使用。70% 的轻度患者可以只进行随访，不需要治疗，仅控制甲状腺功能，甲状腺功能亢进的患者妊娠早期服用丙硫氧嘧啶，以后可改用甲巯咪唑；甲状腺功能减退的患者需服用甲状腺素。在甲状腺相关眼病发展到中重度时，可以视情况而采取一些治疗方式。孕期可视病情严重程度口服激素、静脉激素冲击等治疗，若发展为极重度甲状腺相关眼病，有危及视力的可能时，可视情况做手术抢救视力。

第八十三问——妊娠期间可以使用激素治疗吗？

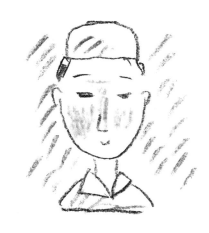

在进行肝功能、肾功能、电解质、血常规、心电图及胸片等检查后，患者若无明显禁忌证，则可以使用激素，建议使用不含氟的糖皮质激素剂型控制疾病，使用剂量视病情严重程度而定，尽量使用可控制疾病的最小剂量，建议维持剂量不超过每日相当于 15 mg 泼尼松的剂量。

轻症患者以观察随访为主，中度患者孕期可使用口服激素控制，严重患者在经过妇产科、内分泌科和眼科医师共同评估后，也可使用静脉冲击甲泼尼龙治疗。

第八十四问——妊娠期间可以使用眼眶放射治疗吗?

　　为避免和减少对胎儿的影响，妊娠期忌用眼眶放射治疗，若需治疗甲状腺相关眼病可使用药物或其他方法对症治疗。

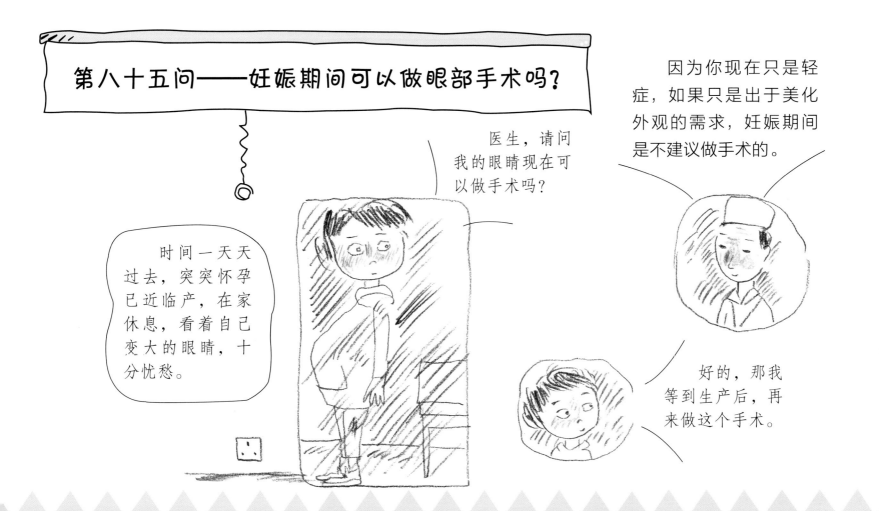

第八十五问——妊娠期间可以做眼部手术吗？

时间一天天过去，突突怀孕已近临产，在家休息，看着自己变大的眼睛，十分忧愁。

医生，请问我的眼睛现在可以做手术吗？

因为你现在只是轻症，如果只是出于美化外观的需求，妊娠期间是不建议做手术的。

好的，那我等到生产后，再来做这个手术。

在妊娠早期3个月内，不建议患者进行手术。在妊娠3个月后，如眼部情况较重，危及视力急需手术治疗时，可以行局部麻醉下眼睑矫正术以防发生暴露性角膜炎，也可以经妇产科医生评估后，行全身麻醉下眼眶减压术，全麻手术时间不宜过长，以防对胎儿造成影响。

第八十六问——妊娠期间在生活上需要注意些什么？

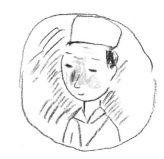

（1）适量补碘。

健康成人碘的推荐摄入量是 150 μg/d，根据不同的地区制定不同的补碘策略。在碘缺乏地区，如果每天食用含碘盐，妊娠期不用额外补充碘剂。如果不食用含碘盐，妊娠期每天需要额外补碘 150 μg。补碘形式以碘化钾为宜（或者含相同剂量碘化钾的复合维生素），开始补充的最佳时间是孕前至少 3 个月。不宜补碘过多，妊娠期和哺乳期每天摄入碘大于 500 μg 有导致胎儿甲减的风险。

（2）保持心情愉悦，心态乐观，适量锻炼。

遵医嘱控制甲状腺功能，使用滴眼液等对症控制眼部症状，避免过度治疗。

第八十七问——甲状腺相关眼病会遗传吗？

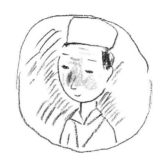

　　在甲状腺眼病的患者亲属中，确实发现患有同样疾病的人，因而有一种观点认为该疾病与遗传有一定的相关性。但目前还没有明确的遗传学检查结果来证明这是一种遗传性疾病。基于一些小样本病例－对照研究，几个易感基因位点已经提出。但由于缺乏大量样本研究，甲状腺相关眼病的遗传易感性有待今后进一步深入研究。

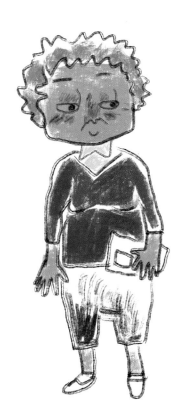
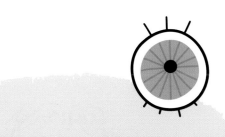
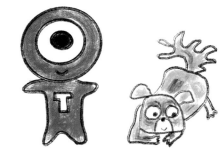

老年篇

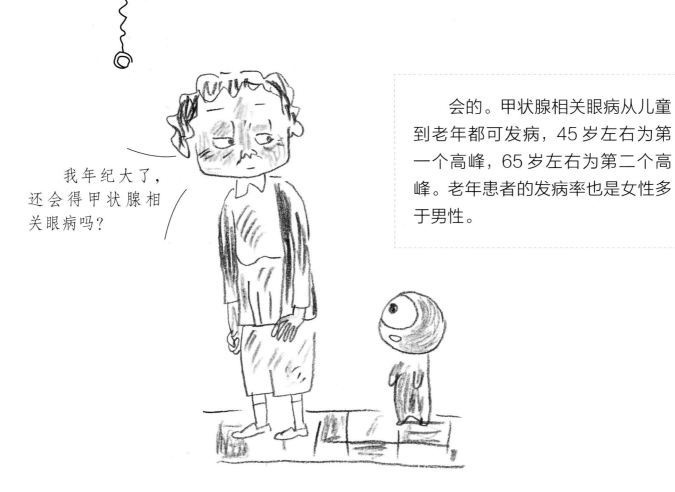

我年纪大了，还会得甲状腺相关眼病吗?

会的。甲状腺相关眼病从儿童到老年都可发病，45 岁左右为第一个高峰，65 岁左右为第二个高峰。老年患者的发病率也是女性多于男性。

第八十九问——老年人与年轻人患甲状腺相关眼病的症状一样吗？

不一样。年龄越大，症状越严重哦。儿童及青少年患者一般仅有眼睑退缩和轻度眼球突出；老年患者的病情则更加复杂和严重，常出现斜视、复视和压迫性视神经病变（老年男性如突爷爷多见）。

小桃，人年纪大了得甲状腺相关眼病会有哪些症状呢？和年轻人的症状一样吗？

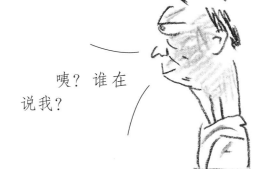

咦？谁在说我？

第九十问——相对年轻人，老年患者发病为什么会更严重？

太可怕了！为什么老年人的症状比年轻人更严重呢？

（1）甲状腺相关眼病患者常因眼球突出或眼睑结膜充血水肿而前来就诊，年轻人往往更加注意自己的外观，而老年患者的早期症状常常被忽视，因此延误了病情。

（2）老年人本身机体功能在逐渐退化，相较于其他年龄人群全身慢性疾病发生率高，如高血压、高血脂、糖尿病及心血管疾病等。据报道，糖尿病是甲状腺相关眼病发生并加重的风险因素。研究显示伴有糖尿病的甲状腺相关眼病患者发生视神经病变的概率是不伴有糖尿病患者的 10 倍。

（3）老年患者的视神经敏感性更高，在受到同等的压迫时，老年患者更易出现压迫性视神经病变。

（4）老年患者常合并白内障等其他影响视力的疾病，容易掩盖甲状腺相关眼病所导致的压迫性视神经病变的病情。

第九十一问——老年患者如何选择甲状腺相关眼病的治疗方案？

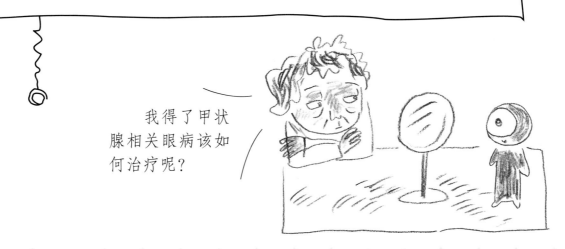

我得了甲状腺相关眼病该如何治疗呢？

（1）由于吸烟的危害具有时间累积效应，对老年患者影响更大。首先要改善生活习惯，戒烟、补硒、积极控制甲状腺功能变化。

（2）在治疗方案的选择上，老年人与年轻人基本相同。

（3）由于不良反应，在糖皮质激素静脉冲击治疗上，老年人应更加谨慎。

（4）由于老年人常合并全身性疾病，治疗往往不能达到预期效果。因此，可选用联合疗法，以期达到更好的疗效。

第九十二问——老年患者可以进行激素治疗吗？

　　没有禁忌证的老年患者可以进行激素治疗，但容易发生肝功能损伤、血糖升高及血压升高等不良反应。这是由于老年患者血液中血浆蛋白含量下降，使用大剂量激素静脉冲击治疗后，血液中游离糖皮质激素浓度更高。回顾性研究显示老年患者也确实更容易出现不良反应，尤其是年龄大于 53 岁的老年人是激素治疗后发生急性肝损伤的主要风险因素。因此，老年患者进行激素治疗时，一定要严格遵循激素治疗的注意事项，定期监测患者肝肾功能、血压和血糖水平，密切观察全身状况，建议联合眼科和内科医生共同诊治。

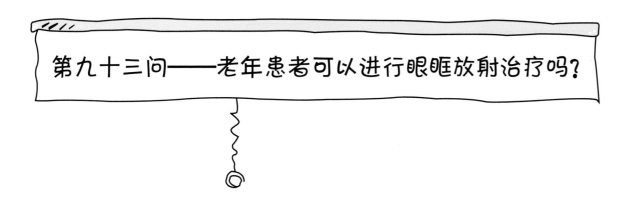

第九十三问——老年患者可以进行眼眶放射治疗吗？

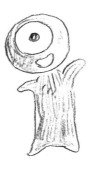

排除放射治疗的禁忌证后，老年患者可以进行眼眶放射治疗，和年轻患者没有明显区别。

第九十四问——老年患者可以进行眼部手术吗？

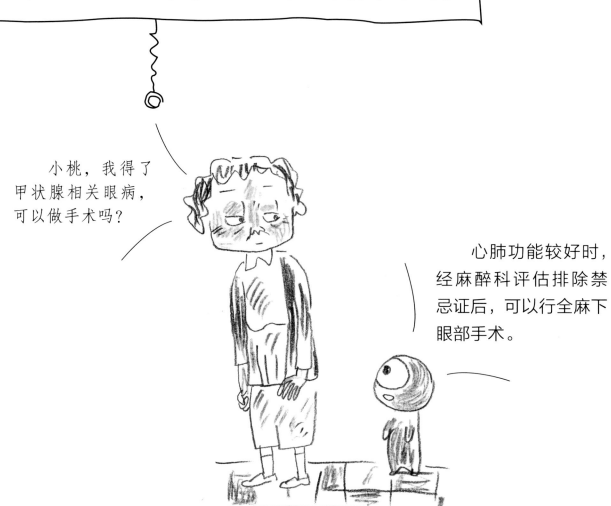

小桃，我得了甲状腺相关眼病，可以做手术吗？

心肺功能较好时，经麻醉科评估排除禁忌证后，可以行全麻下眼部手术。

那么，怎么知道我的心肺功能好不好呢？

可以进行术前心肺功能检查，平时也可以进行自我测评。通常有以下3种试验方法：①登楼试验，能用不紧不慢的速度一口气登上3楼，不感到明显的气急与胸闷，则心肺功能良好；②哈气试验，距离1尺左右点燃1根火柴，使劲哈口气，能将火焰熄灭则心肺功能不错；③憋气试验，深吸气后憋气，能憋气达30秒表示心肺功能良好。（以上试验均需在家人陪伴下进行）

第九十五问——老年患者眼部手术后应如何护理？

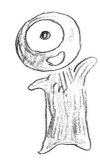

（1）注意眼部清洁，勿用手揉眼睛，保持伤口干燥，防止感染。

（2）需按医生指导每日使用滴眼液，如患者年纪较大无法自理或记忆力较差，需由家属监督按时使用滴眼液。

（3）患者若有眼睑闭合不全的症状，需于睡前涂抹眼药膏、佩戴眼罩等，以防发生暴露性角膜炎。

第九十六问——如何提高老年患者的生活质量？

得了甲状腺相关眼病后我变得好难看，看东西也看不清，太苦了！

您不要难过，得了甲状腺相关眼病可以到专业的眼眶病专科去治疗，如上海交通大学医学院附属第九人民医院眼科就诊，这里有治疗眼病的先进诊疗方案，完备的治疗设施和优秀的诊疗团队。此外，该院还成立了国内首个甲状腺相关眼病多学科诊疗团队。

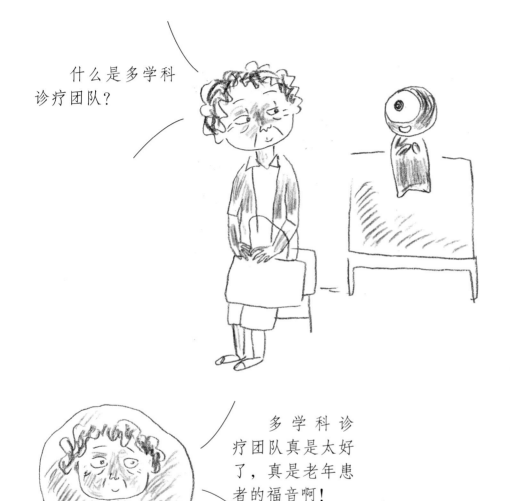

什么是多学科诊疗团队？

多学科诊疗团队真是太好了，真是老年患者的福音啊！

多学科诊疗团队就是患者来看一次病，能同时有 8 个学科的专家教授为您诊治和解惑，包括眼科、内分泌科、普外科、超声科、核医学科、影像科、放疗科和检验科。老年人常常会合并全身疾病，比如高血压、糖尿病、甲状腺疾病、消化系统疾病等，治疗需要综合考虑患者的全身情况，为你制订全方位、个性化的多学科诊疗方案，尤其适合老年患者。

而且老年人体力往往不如年轻人，三甲医院里各个科室坐落在医院的各个角落，来多学科诊疗团队，可省去多次排队、挂号的烦恼。

上海交通大学医学院附属第九人民医院眼科设有眼眶病诊疗中心，组建的甲状腺相关眼病多学科联合（MDT）诊疗团队，由眼科、内分泌、普外、放疗、核医学、影像、超声、检验、病理和中医科等学科的一线专家组成。开设甲状腺相关眼病 MDT 门诊，为患者制订个性化诊疗方案，开放绿色诊疗通道，并推出特

上海交通大学医学院
附属第九人民医院甲
状腺相关眼病中心

微信公众号

色项目：甲状腺相关眼病药物、放疗、手术规范序化贯治疗；精准微创眼眶减压术；个性化斜视和眼睑退缩矫正术；甲状腺相关眼病与甲状腺肿瘤同期联合手术；甲状腺结节临床—细针穿刺—病理—分子学诊断新模式等。MDT团队旨在为甲状腺相关眼病患者提供全方位、专业化、规范化及便利化的诊疗，为疑难患者制定最佳治疗方案。

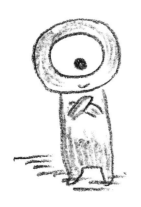

　　生活治疗调查显示，老年甲状腺相关眼病患者的生活质量明显下降。老年患者本身机体活动能力下降，甲状腺相关眼病所带来的的外观和视功能上的损害又限制了其社会活动，并且治疗周期比较长，最终使老年人产生消极心理，自我压抑。

　　家人的理解和支持会明显提高老年患者的生活质量，多关心老年人，帮助他们及早发现病情，鼓励他们积极配合治疗，回归家庭和社会。

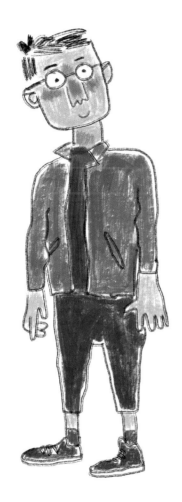
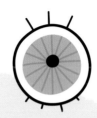

眼部护理小常识

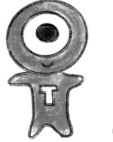
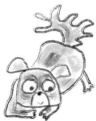

第九十七问——如何保存眼药膏和滴眼液？

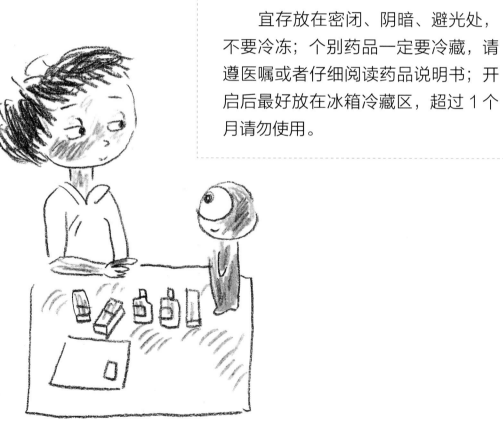

医生开的这些眼药膏、滴眼液，我该怎么保存呢？

宜存放在密闭、阴暗、避光处，不要冷冻；个别药品一定要冷藏，请遵医嘱或者仔细阅读药品说明书；开启后最好放在冰箱冷藏区，超过1个月请勿使用。

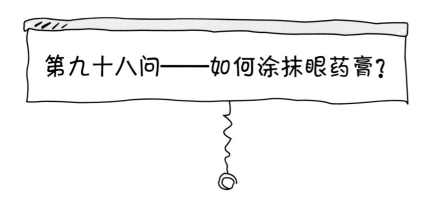

第九十八问——如何涂抹眼药膏？

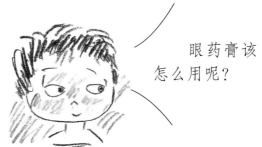

眼药膏该怎么用呢？

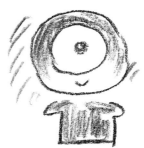

（1）使用前要确认眼药膏是否正确，先洗手、洗脸，脸和眼睛周边护理干净，不要有眼屎存留。

（2）使用眼药膏的动作要领：抬头后仰，向上看天花板，用一只手向下翻开下眼睑，暴露眼球和下眼皮之间的结膜囊，将眼膏挤出 1 cm 左右的长度，挤到结膜囊腔隙里面，然后放松下眼睑，这样眼膏就能进入到结膜囊内。

（3）闭眼休息一段时间，使其充分发挥作用。

（4）在使用的过程中一定要避免药膏的瓶体接触到眼睛或眼睑，以防出现感染。

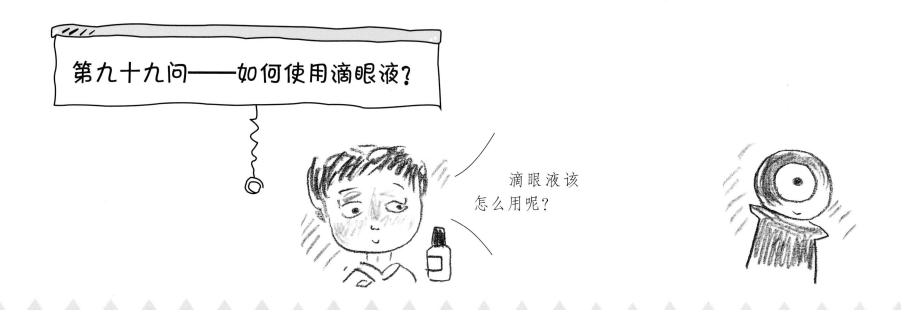

第九十九问——如何使用滴眼液？

滴眼液该怎么用呢？

（1）使用前要确认滴眼液是否正确和在有效期内，滴眼液澄清无异味。使用滴眼液前先洗手、洗脸，脸和眼睛周边护理干净，不要有眼屎存留。

（2）使用滴眼液的动作要领：头部向后仰，向上看天花板，用一只手向下翻开下眼睑，另一手把滴眼液滴在下眼睑的结膜囊内，手注意保持距离，瓶口尽量不要碰到眼睛或睫毛、手，滴完及时盖好滴眼液，防止滴眼液污染。

（3）按滴眼液说明书的用量，一般 2~3 滴，不要过量。

（4）点完眼睛闭目休息 5~10 分钟，擦干眼睛周边多余的滴眼液。

（5）多种滴眼液同时使用时，需要注意间隔时间，通常是 5 分钟左右。

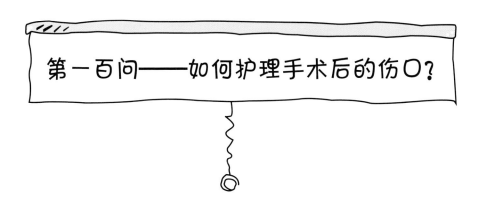

第一百问——如何护理手术后的伤口？

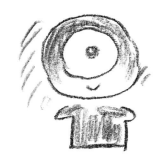

皮肤的伤口：术后每日用生理盐水或者抗生素滴眼液清洗伤口，保持伤口的清洁和干燥，注意避免外力导致伤口再次裂开，一般 1 周后可以拆线。如有特殊情况，例如皮肤伤口裂开、出血、渗出不明液体等，需要及时到医院复查。

结膜的伤口：术后每天使用滴眼液、眼药膏预防眼部炎症，减轻眼睛的异物感和不适感。

出现轻度的结膜水肿不用担心，观察即可；如果结膜水肿比较严重，突出到眼睑之外，影响眼睛闭合，需要及时到医院复查。